# De l'art à la science en chirurgie

## Trois Limousins à Paris au XIXe siècle

**Alexis Boyer (1757-1833)**
**Guillaume Dupuytren (1777-1835)**
**Jean Cruveilhier (1791-1874)**

**Professeur Pierre Vayre**
*Membre de l'Académie nationale de médecine*
*Chirurgien honoraire de l'hôpital de la Pitié*

*Société, histoire et médecine*

**Glyphe & Biotem éditions**
85, avenue Ledru-Rollin – Paris
www.glyphe-biotem.com

## Chez le même éditeur

Dans la collection Société, histoire et médecine

*Regard sur l'anesthésie d'hier.*
*Ernest Kern, Jean Lassner, Guy Vourc'h*
Ouvrage collectif. 2003

*Montesquieu : médecine et sciences au service des lois*
Laurent Chiquet. 2003

*L'exercice illégal de la médecine*
Céline Pauthier. 2002

*Vers une histoire de la réanimation*
Sous la direction de Michèle Grosclaude. 2002

*La médecine d'urgence préhospitalière à travers l'histoire*
Sandrine Poirson-Sicre. 2000

*L'image des personnes âgées à travers l'histoire*
Philippe Albou. 1999



ISBN 2-911119-53-3

*À mes petits enfants :*
*Aude, Xavier*
*Gaspard, Joséphine, Antoinette*
*Paul et Charles*

*« Oh, terre limousine où dorment mes aïeux*
*Mes parents, mes amis après bref passage.*
*En moi je crois entendre un appel, un message*
*Et je reviens goûter le charme de ces lieux. »*

Mon Pays, **Jean Marcel Desnoyer** né à Vayres (Haute Vienne) 1907-1992

*« L'histoire, c'est du vrai qui se déforme,*
*La légende c'est du faux qui s'incarne. »*
**Jean Cocteau**

*Le premier mérite du livre que vient d'écrire Pierre Vayre – De l'art à la science en chirurgie. Trois Limousins à Paris au XIXᵉ siècle – est sans aucun doute l'originalité. Certes les vies d'Alexis Boyer, de Guillaume Dupuytren et Jean Cruveilhier sont bien connues et ont fait l'objet d'articles, de thèses ou de livres, mais l'idée de les rapprocher et d'étudier leurs relations, tout en comparant leurs vies et leurs œuvres, est tout à fait nouvelle. Car ces relations ont été très importantes : Dupuytren à été l'élève de Boyer, il a même demandé en mariage sa fille aînée, qui lui opposa un refus ; Cruveilhier, dès son arrivée à Paris, avait été présenté à Dupuytren, chez qui se déroula plus tard, à l'hôtel-Dieu, l'essentiel de son internat ; il lui conserva par la suite, toute sa confiance et son admiration. Pierre Vayre ne se borne d'ailleurs pas à des comparaisons ou à la mise en évidence des relations entre ses trois héros, il consacre un chapitre à la synthèse de l'œuvre scientifique du trio chirurgical limousin à Paris.*

*Tout ceci donne un récit vivant, exact, et c'est bien là l'autre mérite essentiel d'un tel ouvrage. L'auteur nous fait pénétrer dans le monde chirurgical de l'époque, nous présente quelques-unes de ses figures les plus marquantes, nous expose l'évolution des idées, des mœurs, des méthodes et des techniques, replaçant les trois chirurgiens dans leur contexte historique. Le livre fourmille de faits, de données précises, d'anecdotes, qui lui confèrent un caractère d'authenticité et rendent sa lecture particulièrement agréable. Ainsi nous révèle-t-il qu'une véritable dynastie s'était formée dans la famille d'Alexis Boyer, à partir de sa fille, Madame Roux : « Parmi les descendantes de Madame Roux-*

*Boyer, l'histoire apprend qu'il y eut toujours l'une d'elles, pendant cinq générations, pour épouser un futur membre de l'Académie de médecine». La lignée s'est continuée sans interruption jusqu'en 1971, date de la mort du grand neurologue Raymond Garcin.*

*Envers ses trois compatriotes limousins, Pierre Vayre se montre équitable et même, s'il le faut, critique, tenant la balance égale et relevant à la fois les points forts et les points faibles de chacun. Il considère que, pour le courage initial et la volonté de s'engager dans la carrière chirurgicale, Alexis Boyer a eu, des trois, le plus grand mérite, car personne dans sa famille n'avait pratiqué la chirurgie et nul n'était en mesure de le conseiller. Par contre Guillaume Dupuytren avait dans sa généalogie trois générations connues de chirurgiens et fut orienté vers les études médicales par son père, alors qu'il était attiré vers la vie militaire. De même, Jean Cruveilhier avait lui aussi dans sa famille trois générations de chirurgiens, il était fils d'un maître Chirurgien qui le dirigea autoritairement vers la chirurgie, alors que, très pieux, il avait manifesté une vocation sacerdotale. Mais, si le plus grand mérite initial revient sans conteste à Alexis Boyer, on doit reconnaître aussi chez lui certaines limites, que l'auteur n'hésite pas à mentionner puisqu'il cite la préface de son Traité des maladies chirurgicales, datant de 1818, où il est écrit: «La chirurgie… semble avoir atteint, ou peu s'en faut, le plus haut degré de perfection dont elle paraît susceptible»!*

*La richesse et la précision des détails ne doivent pas faire oublier la valeur de l'ensemble de l'ouvrage et des messages qui nous sont transmis. Avec sa vaste culture, non seulement médicale et scientifique, mais aussi historique et littéraire, Pierre Vayre nous fait vivre, à travers les aventures du trio limousin, les transformations de la chirurgie et de la société françaises à leur époque, aussi bien à Paris qu'en Limousin. Et nous voyons ainsi la chirurgie évoluer de l'art à la science grâce aux progrès des sciences fondamentales, à la découverte de l'anesthésie, à l'avènement de l'asepsie et de l'antisepsie, conséquences de la révolution pastorienne.*

*Nous voyons également se dessiner, et ce n'est pas l'un des moindres intérêts du livre, un certain nombre de traits distinctifs du tempérament limousin : un « caractère fort en quelque sorte rustique », une « résistance psychologique » qui vient doubler la robustesse physique, enfin « le bon sens des terriens ayant gardé de l'argile à leurs sabots ». J'y ajouterai un élément qui me paraît essentiel, la réserve dans le comportement, la dignité devant les difficultés de la vie. Ce point n'a pas été oublié, bien au contraire, puisque l'auteur met en exergue un jugement lapidaire porté par saint Just : « les Limousins mangent des châtaignes et ne se plaignent pas ».*

*Mais le livre nous adresse aussi, de toute évidence, un autre message, d'ordre plus général, qui porte sur la valeur irremplaçable de la volonté humaine et de l'effort librement consenti. Le trio limousin en a donné un constant et remarquable exemple. Aussi, en cette année où nous célébrons le bicentenaire de la naissance de Victor Hugo, je ne résisterai pas au plaisir de conclure en citant ce vers de l'un des plus beaux poèmes des « Châtiments » : « Ceux qui vivent, ce sont ceux qui luttent… »*

***Gabriel Blancher***
***Président (2001)***
***de l'Académie nationale de médecine***

# De l'art à la science en chirurgie

## Trois Limousins à Paris au XIXe siècle

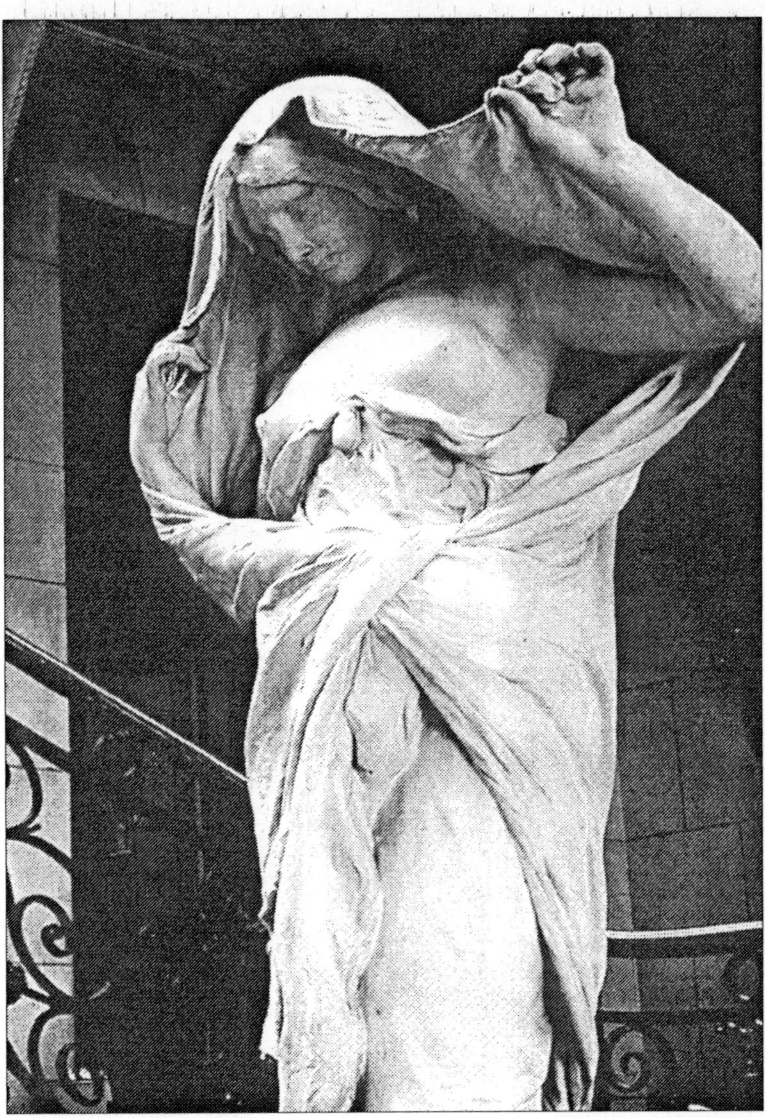

**La Nature se découvrant devant la Science. Barrias, 1899.**

Escalier d'honneur de l'université René Descartes.

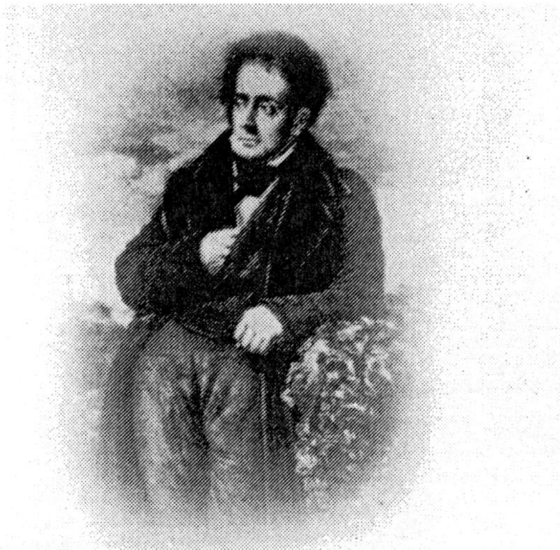

*Il ne manque au présent que le passé : c'est peu de chose ! Comme si les siècles ne se servaient pas de base les uns aux autres, et que le dernier se pût tenir en l'air... »*

*CHATEAUBRIAND*

«Il ne manque au présent que le passé; c'est peu de chose! Comme si les siècles ne se servaient pas de base les uns aux autres, et que le dernier se pût tenir en l'air...»

# Prologue

Humaniste fameux du XVIe siècle, Jean Dinemandie, dit Jean Dorat (1508-1588), a écrit: «La pauvreté économique du Limousin a pour corollaire la richesse intellectuelle; la culture gréco-latine est venue humaniser ces sombres terres celtiques». Né à Limoges, il parlait en connaisseur, lui qui fonda à Paris le collège de Cocquerel, y accueillant Joachim du Bellay et Pierre de Ronsard, à l'aube de la Pléiade. Professeur au Collège de France, poète du roi Henri II, il écrivait en grec et en latin. Il célébra les événements de la vie de la cour des Valois participant aux cénacles humanistes avec deux autres Limousins célèbres Du Boys et Blanchon.

Zone de passage vers le bassin Aquitain, le Limousin, après la *pax romana* de la civilisation gallo-romaine a connu de multiples maléfices des «grandes compagnies de mercenaires» et des troupes militaires de tous ordres guerroyant du XIIe au XVIIIe siècle. Cette région a toujours vu des fabricants d'armes blanches dont témoignent l'ancienne route préceltique des métaux venant d'Armorique et les nombreuses forges (Masseret, le Glandier, Tulle). La famille Andral de Sainte Fortunade connue depuis Étienne Andral (1620), mes ancêtres maternels (10 générations identifiées) a donné de nombreux artisans armuriers dont le dernier fut Antoine (1851-1927), mon arrière grand-père. En 1689, Michel Pauphile, Maître arquebusier de Tulle, aidé par le Procureur du roi Martial de Fenis, fonda une manufacture d'armes qui devint royale en 1777 et qui persiste en 2002 en tant qu'établissement national. Mon grand-père Martial Andral (1873-1945) exerça son art dans cet établissement et créa plusieurs prototypes de fusils et revolvers.

Au XVIIIe siècle, les lumières pénétrèrent lentement en Corrèze : le libraire Tulliste, R. Chirac n'acheta que quatre exemplaires de l'Encyclopédie de l'édition de Neufchatel de 1779, mais dix ans plus tard, en 1789, juste avant la Révolution, il eut l'audace de créer un atelier d'imprimerie à Tulle.

Au cours des siècles, nés en Limousin, de multiples artistes, poètes, juristes, dignitaires de l'église, hommes d'état, militaires, érudits et savants ont acquis célébrité par la valeur de leurs travaux, la rigueur de leur conscience, l'enthousiasme de leurs caractères, car pour Jean de la Fontaine (1621-1695) : « Les hommes ont de l'esprit en ce pays-là ». À toutes les périodes importantes de l'histoire de France, il y a toujours eu, dans chaque catégorie, en moyenne trois Limousins aux principaux postes d'intérêt général du moment. C'est ainsi que parmi les Limousins célèbres, il nous a paru logique de présenter un trio de chirurgiens quittant leur pays natal pour conquérir à tour de rôle, de vingt ans en vingt ans, à Paris la hiérarchie hospitalière et universitaire au XIXe siècle.

*Alexis Boyer (1757-1833), né à Uzerche (Corrèze).*

*Guillaume Dupuytren (1777-1835) né à Pierre Buffière (Haute-Vienne).*

*Jean Cruveilhier (1791-1874) né à Limoges (Haute-Vienne).*

Rappeler le souvenir de ces glorieux ancêtres est, pour l'un de leurs successeurs du XXe siècle, limousin à dix générations authentifiées (paternelles et maternelles), plus qu'un devoir agréable, un honneur chargé d'émotion et mordancé de fierté, à l'heure où la France a besoin d'affirmer ses racines géographiques et historiques.

« Oui nous sommes bien le produit de notre sol limousin et c'est pourquoi nous éprouvons si ardemment le besoin d'y dormir notre dernier sommeil à l'ombre de nos châtaigniers immortels » *Arsène d'Arsonval.*

# Un trio chirurgical au XIX$^{e}$ siècle

« L'esprit n'est pas constitué de matière bien qu'il soit caché dans le sein secret de la nature. Il est constitué de relations pures. » Saint Augustin (354-430)

« La véritable tradition dans les grandes choses n'est pas de refaire ce que les autres ont fait, mais de retrouver l'esprit qui a fait ces grandes choses et qui en ferait d'autres en d'autres temps. » Paul Valéry (1871-1945)

De tout temps, des fils du Limousin quittèrent le pays natal, probablement les plus pauvres mais aussi les plus entreprenants, à l'image des trois Limousins qui firent au XIX$^{e}$ siècle la conquête de Paris par leur acharnement à développer « la Science de la vie », eux qui, sans nier le « dualisme fondamental âme-corps » de Platon, préféraient la notion du « corps-objet » de Descartes à celle du « corps-tombeau » d'Aristote.

L'essai biographique des trois Limousins implantés successivement à Paris, Alexis Boyer, Guillaume Dupuytren, Jean Cruveilhier, oblige à situer la vie et l'œuvre de ces chirurgiens dans l'ambiance générale d'une époque complexe de l'histoire de France entre 1757 (naissance d'Alexis Boyer) et 1874 (décès de Jean Cruveilhier.) Au cours de ces 117 ans, la France a connu une évolution socio-politique chaotique tandis que la propagation des idées du siècle des « lumières » facilitait la curiosité des hommes en permettant le développement des sciences et de la chirurgie. Ceux qui approchaient les vingt ans pendant la Révolution ont connu, après l'exaltation du Premier Empire, une certitude de confiance en soi, un élan singulier de se mettre en avant, une soif de savoir au service d'une ambition passionnée. Il suffit de rappeler les noms de Joseph Gay-Lussac, né à Saint Léonard de Noblat (Haute-Vienne) pour la dilatation des gaz, la découverte du bore et du cyanogène, de Fresnel en optique, Ampère et Arago pour l'électro-magnétique, Carnot pour la thermodynamique, Lamarck pour la philosophie zoologique, Cuvier pour la paléontologie.

La gageure est de survoler cette période allant de l'ancien régime de monarchie absolue (Louis XV et Louis XVI) au début de la IIIe République en passant par la Révolution (1789 à 1795), fracassant tout par idéologie nihiliste, puis la réaction réformatrice du Directoire (1795) et du Consulat (1799) conduisant au Premier Empire de Napoléon Ier (1804-1815) dont la vision européenne aboutit à sa chute et la Restauration du système monarchique (1816-1848), puis au second Empire de Napoléon III (1851-1870) qui après une longue phase de prospérité et d'expansion se termina par le désastre de Sedan. Dès lors à partir de 1872, s'ouvrit l'ère de la troisième République pour 65 ans de stabilité, du moins dans le concept d'organisation de la chirurgie.

À son arrivée à Paris en 1774, Alexis Boyer avait dix-sept ans. Jacques Gondoin achevait la construction du complexe architectural destiné à l'Académie de chirurgie. Louis XV venait de mourir de la variole. La France subissait de graves épidémies incitant A.R. Turgot, Contrôleur général des finances, ancien Intendant du Limousin à créer une commission de médecins de Paris qui deviendra la société royale de médecine ayant le même nom et le même objectif de progrès que celle créée en 1730 par Pierre Chirac, médecin du Régent puis de Louis XV.

Lorsqu'en 1787, Alexis Boyer, à 30 ans, devenait « chirurgien gagnant maîtrise » à l'hôpital de la Charité, Guillaume Dupuytren avait dix ans, élève au collège de Magnac-Laval en Haute-Vienne. Lorsqu'éclata la Révolution, en 1789, A. Boyer enseignait l'anatomie et exerçait la chirurgie à l'hôpital de la Charité sous la direction de J. Deschamps, tandis que G. Dupuytren venait d'arriver à Paris, au «Collège des Colonies» et ce n'est qu'en 1794 qu'il fut présenté à A. Boyer, professeur de médecine opératoire, qui allait devenir professeur de clinique externe. Le relais était pris entre les deux Limousins qui, après la Terreur, connurent «l'explosion de vie» du Directoire avec les Incroyables et les Merveilleuses, mais aussi la récession économique avec la dévaluation des assignats et la création du «mandat territorial».

En 1796, A. Boyer avait 39 ans, G. Dupuytren 19 ans et J. Cruveilhier, 5 ans, vivait à Limoges sous la protection dévote de sa mère. À la même date, madame de Staël avait 30 ans, Chateaubriand 28 ans et A. de Lamartine 6 ans. Bonaparte, âgé 26 ans, venait d'épouser Joséphine de Beauharnais et partait général en chef de l'Armée d'Italie.

Après le Consulat, le premier Empire vit la prise d'importance parallèle des trois Limousins, compte tenu du décalage chronologique. A. Boyer devint Premier chirurgien de Napoléon I$^{er}$ en 1804, puis baron en 1809. G. Dupuytren fut nommé, en 1801, chef des travaux d'anatomie et chirurgien en second de l'hôpital de l'Hôtel-Dieu, puis poursuivant son ascension, il fut nommé en 1815, chirurgien en Chef de l'Hôtel-Dieu et accueillit le troisième Limousin, Jean Cruveilhier, major de la promotion d'Internat des hôpitaux de Paris, en 1811.

Pendant cette période, en Limousin, il y avait en 1801, une émigration massive des maçons creusois vers Paris, Lyon, Bordeaux, bien décrite par M. Nadaud. En 1807, fuyant la conscription napoléonienne, les jeunes Limousins se cachaient dans les bois. En 1815, après Waterloo, le maréchal Ney réfugié en Corrèze, vivait secrètement dans les galeries de la vieille basilique de Beaulieu. De 1816 à 1823, des calamités agricoles éprouvèrent la vie régionale et de sévères épidémies tirèrent profit de la sagacité de Jean Cruveilhier pendant son intermède limousin.

Après les Cent jours, sous la Restauration, le trio resta solidaire malgré des divergences de caractère et d'intérêt, sans altération du respect mutuel jusqu'au décès de A. Boyer en 1833 et de G. Dupuytren, en 1835. Lors du décès du Duc de Berry par plaie cardiaque, comme lors des émeutes précédant la Monarchie de juillet, ils eurent la même éthique. A Boyer malgré son appartenance bonapartiste fut respecté sous la Restauration tandis que G. Dupuytren gagnait en hauteur, élevé à son tour à la dignité de baron. Après le décès de A. Boyer et de G. Dupuytren, leur élève Jean Cruveilhier, le troisième Limousin, poursuivit seul la route avec une notoriété internationale et les honneurs dus à son rang, à l'exclusion de la nomination à l'Institut de France inhibée par mesquinerie de Napoléon III.

Le but de cette étude est de présenter, parmi les Limousins célèbres, un trio de chirurgiens nés en Limousin et venus successivement à Paris pour conquérir cette gloire « qui se donne seulement à ceux qui l'ont rêvée » (Ch. De Gaulle), ce qui nous oblige à considérer la période d'histoire de France allant de 1757 (naissance d'Alexis Boyer) à 1874 (décès de Jean Cruveilhier).

Dans cette monographie nous envisagerons successivement :

- l'étude analytique séparée de chacun des trois personnages, Alexis Boyer, Guillaume Dupuytren, Jean Cruveilhier et de leurs travaux ;
- la synthèse de l'œuvre scientifique accomplie dans l'organisation, l'enseignement, et l'environnement du milieu médical de l'époque ;
- l'évolution de la société française du XVIII^e au XIX^e siècle.

# La vie de trois chirurgiens limousins à Paris

*Alexis Boyer (1757-1833)*
*Guillaume Dupuytren (1777-1835)*
*Jean Cruveilhier (1791-1874)*

« La faveur des princes n'exclut pas le mérite et ne le suppose pas aussi. » (La Bruyère)

« L'erreur est aussi grande de bien parler d'un homme indigne que de mal parler d'un homme vertueux. » (Léonard de Vinci)

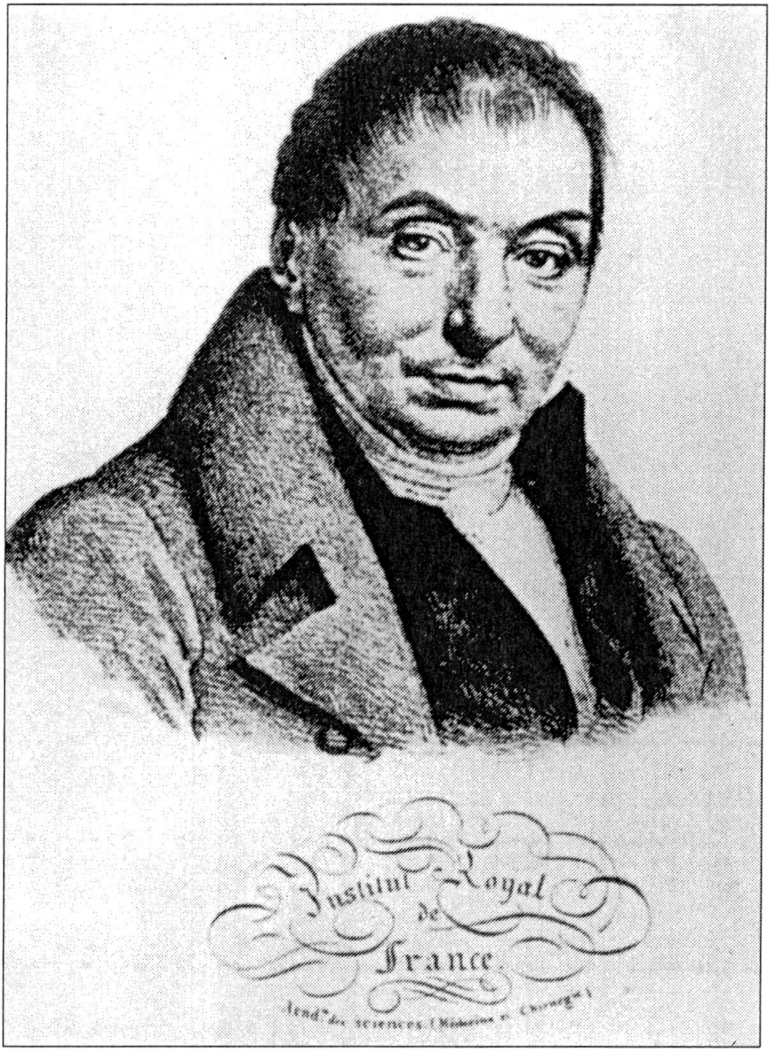


**Alexis Boyer**

# Alexis Boyer
## *(1757-1833)*

### *Extraordinaire histoire d'un Corrézien à Paris*

Chef d'école chirurgicale de l'hôpital de la Charité
Baron et Premier chirurgien de l'Empereur Napoléon
Membre de l'Académie de médecine et de l'Institut de France

À sa naissance, au temps de Louis XV en 1757, rien ne permettait d'imaginer la magnifique réussite de ce petit corrézien que l'environnement familial ne prédisposait nullement à la chirurgie, venant tout juste d'acquérir ses lettres de noblesse en 1731. Plus que son étonnante ascension au sommet de la hiérarchie chirurgicale, le fait le plus remarquable est que ce petit provincial franchit, sans encombre et même avec facilité, la période sanglante de la Révolution sous Louis XVI, l'agitation du Consulat et du Premier Empire, puis les événements de la Restauration. Exemplaire et encourageant pour ses contemporains, comme pour leurs descendants, un tel succès s'explique par les qualités humaines exceptionnelles d'Alexis Boyer, notamment sa ténacité dans l'effort que rien ne rebutait.

Alexis Boyer naquit le 1er mars 1757 à Uzerche en Corrèze,(2) village de 1 000 habitants, situé sur la route royale Paris-Toulouse qui deviendra la route nationale 20, à mi-distance entre Limoges et Brive la Gaillarde. Au cours de l'histoire corrézienne, la ville d'Uzerche a toujours eu un rôle important par sa situation

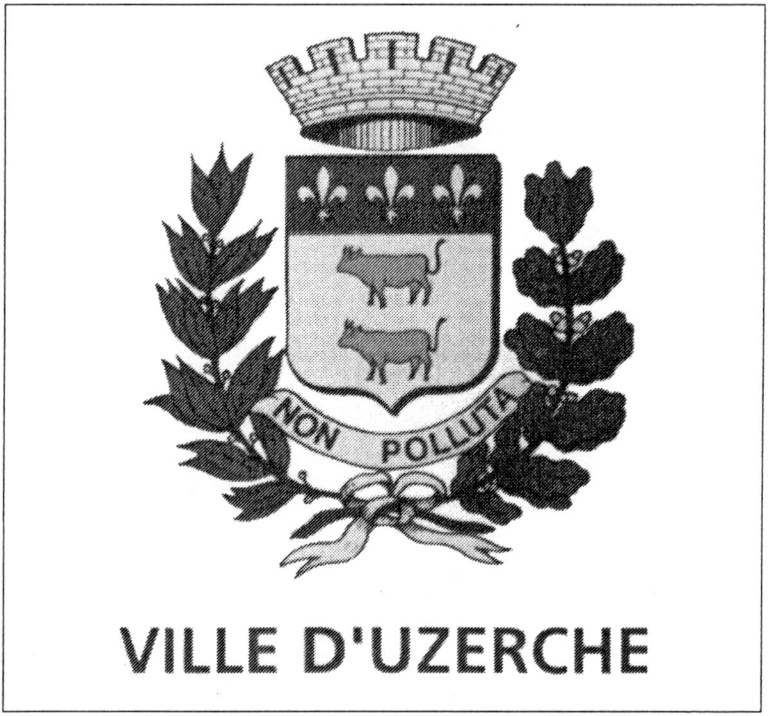


géographique et la qualité de ses habitants. Uzerche dit « la perle du Limousin » est un site exceptionnel d'une ville établie sur un rocher dominant d'une centaine de mètres la pittoresque vallée de la Vézère. En face de la vieille ville fortifiée, le col de Sainte-Eulalie était un carrefour d'itinéraires antiques Nord-Sud. Du V$^{e}$ au VIII$^{e}$ siècle, Uzerche a été un centre politique. Au IX$^{e}$ et X$^{e}$ siècle, elle devint une vicairie avec fondation d'une Abbaye Bénédictine avec la majestueuse abbatiale Saint-Pierre au sommet du pic. Le cartulaire de l'abbaye d'Uzerche date du XIII$^{e}$ siècle... Mais on dit « menteur comme le cartulaire d'Uzerche ».[11] Du XVI$^{e}$ au XVIII$^{e}$ siècle, elle fut une sénéchaussée royale, c'est-à-dire « capitale du bas Limousin », ce qui explique les nombreuses maisons à tourelles, d'où le dicton « qui a maison à Uzerche a château en Limousin ».

Naître dans un tel environnement était sans doute prémonitoire pour façonner l'âme généreuse d'Alexis Boyer. Dans les annales de mariage de la Corrèze figure au 5 juillet 1758 celui ce Jeanne Péricoix et Jean Boyer, probablement oncle d'Alexis. Ses parents étaient de condition très modeste : le père Jean Boyer était tailleur d'habits, la mère Thérèse Goudrias tenait une petite boutique de mercerie. Dûment baptisé selon la coutume rurale, il eut pour marraine sa sœur Marie Boyer et pour parrain Alexis Goudrias frère de sa mère, dont l'oncle était Goudrias, curé de Sainte-Eulalie auquel succéda Bleynie, originaire de Masseret qui payait un logement 50 écus en 1785. Ils furent réfractaires à la Constitution Civile du Clergé. Il en fut de même pour François Cruveilhier, franc-maçon et curé de l'église Saint-Pierre d'Uzerche.(1) La maison natale d'Alexis Boyer existe toujours, rue de la Porte Barachaude, modeste demeure en pierres d'un étage, type XVIIe siècle avec de volumineuses poutres apparentes et un balcon arrière en bois avec vue plongeante de 75 mètres sur la boucle de la Vézère, spectacle bucolique inchangé depuis l'enfance d'Alexis Boyer. Une plaque commémorative en marbre est fixée sur la façade mentionnant « maison natale d'Alexis Boyer, membre de l'Institut, chirurgien de l'Empereur Napoléon Ier ». Cette plaque a été apposée à l'occasion de la 24e fête de l'Eglantine (16/17 Août 1924) comme l'indique Robert Joudoux, majoral du Félibrige, conservateur des collections Lemouzi (Tome I, page 16 du livre L. Bournazel sur l'histoire d'Uzerche).

Après un minimum d'instruction, A. Boyer savait tout juste lire et écrire. Il entra à quatorze ans comme « saute-ruisseau » dans l'étude de Me Mondât, notaire à Uzerche. Dans le voisinage il y avait une boutique de chirurgien-barbier que fréquentait un honorable Maître en chirurgie, Joseph Cruveilhier (1726-1762) qui, remarquant la vocation et les qualités d'Alexis Boyer, lui enseigna quelques pratiques et lui confia même quelques patients. Le fils de ce chirurgien, Léonard Cruveilhier (1760-1836) a été le condisciple d'Alexis Boyer et a souvent partagé sa chambre d'étudiant à Paris avant de revenir s'installer comme chirurgien en Limousin.[3]

Cette région bénéficia des réformes d'Anne Robert Jacques Turgot, baron de l'Aulne, intendant de la généralité de Limoges (1761-1774) qui fit exécuter les routes par des entrepreneurs aux frais des paroisses avec « suppression des corvées ». Ainsi, l'ingénieur Trésaguet construisit rapidement la voie Masseret-Brive de l'axe Paris-Toulouse vers 1765 et fit assurer l'entretien par la création du corps des cantonniers. Entre Uzerche et Pierre Buffière, l'ancienne route suivait le fond des vallées, passant notamment par Freygefond, évitant Masseret et sa butte. C'est le trajet que fit Alexis Boyer en 1774, puisque la nouvelle chaussée au flanc de Masseret date de 1775. À Uzerche, dès 1753, était achevé le pont, dit par erreur « de Turgot ». Dès 1758, à grands frais fut créé le cheminement en terrasse à mi-hauteur de l'escarpement oriental, qu'a connu Alexis Boyer et qui enthousiasma Arthur Young en 1787 (Uzerche, ville d'art en Limousin – *Archéologie Limousine* – supp. 4/1997).

Il faut signaler un contemporain d'Alexis Boyer, né à Uzerche comme lui en 1757, Joseph Gautier, médecin fondateur de la loge maçonnique « Saint-Jean de l'Heureuse Alliance », membre de l'Assemblée des Cinq-Cents en 1796, puis de celle des Anciens avant d'être au corps législatif en 1806, puis sous-préfet de Brive. Son fils Etienne-Guillaume (1783-1861) fut chirurgien major des grenadiers à cheval de la garde à Austerlitz et à Madrid,[1] le chirurgien en chef de la Garde Impériale étant D. Larrey (1766-1842). La loge « Saint-Jean de l'Heureuse Alliance » s'est fédérée à l'obédience Grand Orient en 1781. À partir de 1782, il y a 80 membres dont un nommé Martial Boyer, un avocat Gautier et un abbé Cruveilhier (archives départementales de la Corrèze – 6F181). Ce Martial Boyer né vers 1745 était fils de Jean né vers 1725 et de Juge Guillaumette, il a épousé le 9 juillet 1765 à Espartignac (village voisin d'Uzerche) Lafarge Jeannette, fille d'Étienne Lafarge et Toinette Foucher (Arch. Dep. Corrèze E 76/2). Il n'y a aucune preuve de parenté avec Alexis, il s'agit sans doute de la famille Boyer-

Lafarge. Une loge féminine se constitua en 1782 (La Fidèle Amitié). (Louis le Jeune : Uzerche à la veille de la Révolution – Tulle 1938). On admet qu'après 1784, la philosophie maçonnique remplaça l'influence spirituelle pour la population d'Uzerche. Ayant quitté Uzerche en 1774, âgé de 17 ans, Alexis Boyer n'a pas connu l'empreinte maçonnique et il n'y a pas de preuve d'un contact ultérieur dans l'entourage de Napoléon I^er à l'inverse du célèbre D. Larrey, chirurgien de l'empereur et de la garde impériale.

Alexis Boyer rêvait d'aller à Paris pour étudier « l'art de chirurgie » et il sut accepter une occasion inespérée : l'un de ses parents lui proposa de l'accompagner pour conduire ses bœufs sur les marchés de Paris. La vente sur pied du bétail à Paris était une spécialité d'Uzerche. C'est ainsi qu'en « poussant le long des routes sa troupe mugissante... Il fit sa première entrée à Paris ».[5] II alla Rue des Cordeliers et fut ébloui par le bâtiment royal de l'Académie et du Collège de chirurgie édifié par Gondoin de 1769 à 1774. Dépourvu de tout moyen dans l'immédiat, il revint à Uzerche mais en se jurant de revenir définitivement à Paris. Il informa son barbier, le chirurgien Joseph Cruveilhier et ses parents. L'année suivante, en 1774, âgé de 17 ans, il accompagna à nouveau, à pied, son parent à Paris... Mais il resta dans la capitale, possédant « 71 francs en écus de 6 livres grâce à ses économies et au don de sa sœur Marie ». C'était le début du règne de Louis XVI.

Grâce à une lettre de recommandation d'un avocat d'Uzerche, nommé Gautier, il fit connaissance d'un compatriote originaire de Vigeois (commune jouxtant Uzerche), étudiant en médecine appelé Fleygnac, qui le fit entrer comme premier garçon chez son barbier, « solide tradition du clan en Limousin ». La situation du jeune étudiant de 17 ans était médiocre mais la boutique du barbier était dans le voisinage des écoles et des amphithéâtres d'anatomie dans lesquels se rendait Boyer à ses heures de loisirs.

On retrouve le docteur Antoine Fleygnac en 1790 à Uzerche et un chirurgien Guillaume Boyer en 1788.[1] Ce Guillaume

« était maître en chirurgie, fils de Léonard » ; il s'est marié avec Marie David Veuve de Léonard Chalon en l'église Sainte-Eulalie d'Uzerche le 11 avril 1788 (Arc. Dep. Corrèze E/dep276/11). En cette fin du XVIIIe siècle il y avait une autre famille de chirurgiens, les Coulombet dont Pierre a eu une fille Magdeleine baptisée par le Curé Goudrias (oncle d'Alexis Boyer) le 28 septembre 1767 dont le parrain était Daniel Coulombet également chirurgien ! (Arc. Dep. Corrèze 276/11).

La situation du jeune étudiant de 17 ans était médiocre mais la boutique du barbier était dans le voisinage des écoles et des amphithéâtres d'anatomie dans lesquels se rendait Boyer dans ses heures de loisir. Avant 1789, l'enseignement de l'anatomie était médiocre compte tenu de l'hostilité de l'église et de l'université comme l'a exposé M. Guivarc'h dans sa communication du 15-12-2001 à la Société française d'histoire de la médecine *(Lieux de dissection et morgues de Paris de 1200 à nos jours)*. Pour permettre l'évolution des connaissances nécessaires à la pratique de la chirurgie, la volonté royale créa le Collège de France en 1529 et le Jardin du Roi en 1673 avec Dionis qui ajoutaient leurs capacités à celles des deux amphithéâtres de Winslow ouvert en 1745 et de Joubert de l'Académie royale de chirurgie de 1731 à 1775. Telle était la situation qu'a connue A. Boyer à son arrivée à Paris en ajoutant trois autres salles de dissection : Hôtel royal des invalides, hôpital de la Charité, hôpital général de la Salpétrière. La pénurie de cadavres et la non préparation des sujets rendaient ardue sinon désagréable la pratique des dissections anatomiques. La situation s'améliora après 1800. En 1833 fut édifié l'amphithéâtre des hôpitaux dit de Clamart et à partir de 1886 il y eut huit pavillons de l'école pratique de la faculté de médecine jusqu'en 1953 avant le transfert rue des Saints Pères dont j'ai eu l'honneur d'être prosecteur... de l'amphithéâtre Dupuytren.

Boyer sut acquérir la confiance d'un groupe d'étudiants en leur rendant des services pratiques et il put ainsi faire « lui-même des dissections au point qu'on l'appelait le préparateur des préparations ». Pendant deux ans, il dirigea les nouveaux venus moyennant de modestes rétributions, ce qui lui permit de s'affranchir de son patron barbier pendant la semaine afin de travailler uniquement en salle de dissection. Il loua une mansarde rue du Petit Lion Saint-Sulpice… Mais sans chauffage ce qui l'obligeait, l'hiver, à se mettre au lit pour travailler. Les mauvaises conditions matérielles l'exposèrent à l'épidémie de fièvre typhoïde, en 1775, dont il contracta une forme très grave. Sa voisine blanchisseuse, Madeleine Tripot d'Amiens, s'opposa à son transfert à l'hôpital et le soigna nuit et jour avec sa fille Gabrielle Adélaïde. Si bien qu'Alexis Boyer guérit sans séquelle. « Il éprouva un immense sentiment de reconnaissance et décida d'épouser la jeune fille dès qu'il aurait une situation convenable ».(5) Dans l'immédiat il entreprit avec acharnement de gravir les échelons initiatiques de l'anatomie.

En 1781, il obtint une médaille d'or à l'école pratique du Collège de chirurgie. En 1782, il fut admis comme élève de l'hôpital de la Charité, où ses premiers maîtres furent Louis et Desault. en même temps que son condisciple Léonard Cruveilhier, fils de Joseph de Chateauneuf, était reçu chirurgien

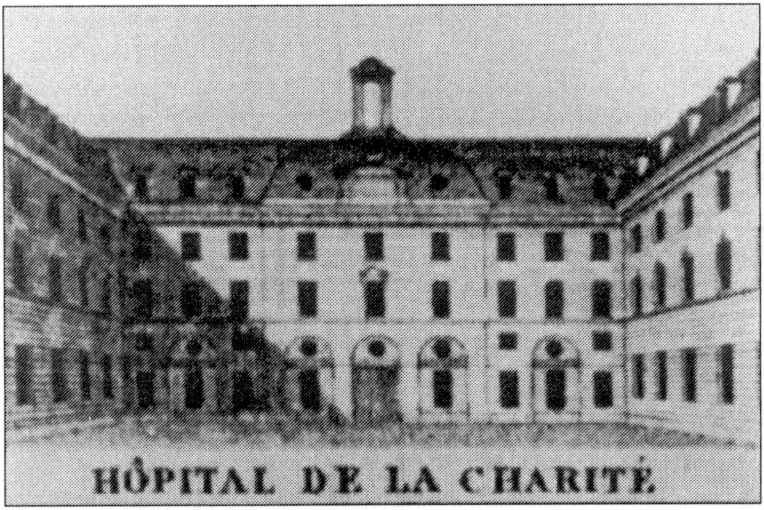

à Limoges. En 1784, il remporta le premier prix de l'école pratique, puis il fut associé à P. Desault pour l'enseignement de la chaire d'anatomie. Le 9 juillet 1787, il acquit par concours une place de «chirurgien gagnant maîtrise» dans cet hôpital de la Charité. Ainsi à 30 ans, sa carrière était pratiquement assurée et il décida d'épouser Gabrielle Adélaïde Tripot. C'est à la même époque que l'Abbé Legal s'efforça de lui donner quelque culture et la maîtrise du Latin, formation nécessaire pour porter robe longue. Sous l'influence de cet abbé, il s'initia aux œuvres de Sénèque le philosophe dont il retint sans doute le précepte: *macte animo generose puer.*

P. Desault avait quitté la Charité, remplacé par J. Deschamps. Le 12 août 1792, un arrêté mit fin au Gouvernement de l'hôpital de la Charité par les moines et «le chirurgien major Deschamps, Alexis Boyer et six élèves furent installés audit hôpital». C'est ainsi qu'Alexis Boyer «devint chirurgien en second de la Charité, à l'âge de 35 ans... Emploi fixe avec appointements de 3 000 francs par an».[(6)] Mais il respecta toujours les moines dont il ne cessa de vanter le zèle, le dévouement, la tolérance. Il aimait aussi rendre hommage «au frère Côme qui lui avait légué son lithotome pour opération de la taille» et au Père Potentien, directeur de l'Ordre de la Charité qui avait conçu l'excision des lambeaux de peau décollée pour fistule anale. Très attaché à l'hôpital de la Charité où il avait acquis un logement, il refusa d'en partir lorsqu'il fut désigné pour aller à l'hôpital de l'Humanité (ex-Hôtel-Dieu) et il assura conjointement les deux services. Le 16 décembre 1794, il est nommé professeur adjoint de médecine opératoire de l'école de Santé, emploi qu'il change très vite pour la Chaire de clinique externe le 3 juin 1795, aux appointements de 416,34 francs par mois dont le tiers en assignat et les deux tiers en mandat.[(6)] Ainsi s'accomplissait l'évolution de l'anatomiste laborieux dans sa jeunesse passionnée vers l'enseignement de la pathologie chirurgicale, ayant acquis la maturité de la réflexion par l'observation assidue des cas hospitaliers. Les mêmes conceptions et méthodes caractérisaient ce double enseignement.

En raison d'un besoin urgent de médecins et chirurgiens pour les armées de la Révolution, la Commission de Réforme dirigée par Antoine de Fourcroy (1755-1809), médecin, chimiste au muséum d'histoire naturelle, décida la création de l'école de médecine de Paris le 4 Décembre 1794. Le directeur fut Michel Thouret, gendre de Jean Colombier, chirurgien, inspecteur général des hôpitaux du Royaume (décédé en 1789), ami et conseiller de A. de Fourcroy. Il resta directeur jusqu'en 1810. En même temps était institué un cabinet d'anatomie dont le conservateur des collections était Jean-Baptiste Tillaye (1752-1822) et le chef des travaux, Honoré Fragonard (1732-1799) qui venait de l'école vétérinaire d'Alfort. Désormais, le recrutement des enseignements en anatomie se fait par voie de concours (Adjuvat, proscectorat, chef des travaux, professeur titulaire), ce qui a été favorable à Guillaume Dupuytren.

Alexis Boyer anatomiste composa avec acharnement son *Traité complet d'anatomie* qui était purement morphologique, dans le style méthodique de P. Desault son Maître à penser, décédé en 1795. Pendant 20 ans, en quatre éditions successives, il a tenu à jour son œuvre qui n'a pas pu cependant résister à la poussée de l'école de Xavier Bichat, plus scientifique par l'abord de la physio-pathologie.(9) Grâce à son descendant, Alain Boyer et à mon ami Thierry Chatenet (kinésithérapeutes à Chateauneuf la Forêt), j'ai pu lire la 2e édition (1803-1805) avec paraphe de l'auteur dont je donne photocopie. Alexis Boyer, dans sa préface, se recommande de Winslow et de Desault pour l'exposé didactique. La lecture de cet ouvrage remplit d'admiration par la qualité du style... Pour un homme réputé peu instruit à son arrivée à Paris à 17 ans, ce qui prouve la volonté et l'effort qu'il fit pour devenir Maître. Pour l'enseignement de la chirurgie, Alexis Boyer à partir de 1795, était le plus apte qui «comme Atlas semblait porter le monde chirurgical sur ses épaules». En effet, Louis, Desault et Chopart étaient morts, tandis que Pelletan et Sabatier se contentaient «de la gloire de bien dire» et que Deschamps et Giraud s'effaçaient dans leur honnête capacité.

TRAITE COMPLET

D'ANATOMIE,

OU

DESCRIPTION

DE TOUTES LES PARTIES

DU CORPS HUMAIN;

PAR A. BOYER,

PREMIER CHIRURGIEN DE L'EMPEREUR, PROFESSEUR A L'ÉCOLE DE MÉDECINE, CHIRURGIEN EN CHEF-ADJOINT DE L'HÔPITAL DE LA CHARITÉ, etc.

TOME QUATRIÈME.

A PARIS,

CHEZ MIGNERET, IMPRIMEUR,

RUE DU SÉPULCRE, F. S. G. N.° 28.

AN XIII. — 1805.

**Frontispice du *Traité d'anatomie* de Boyer**

Alexis Boyer a été élu membre de la société de médecine de Paris[(10)], dès sa création en 1796, comme D. Larrey et J. Deschamps à la deuxième liste de septembre 1796, complétant la première liste de mars 1796 (an IV), désignant R. Desgenettes, A. Dubois et Ph. Pelletan. Cette société existe encore au XXIe siècle ; j'ai eu l'honneur d'en être le président en 1990. Les cours d'Alexis Boyer très estimés furent en vogue pendant 15 ans (médecine opératoire, pathologie externe et clinique chirurgicale), « représentant l'honneur et le profit ». Son fidèle élève A. Richerand avait colligé toutes les leçons de son Maître et conçu une publication *Leçons du citoyen Boyer sur les maladies des os* (1801). Ultérieurement Alexis Boyer écrira de 1814 à 1826 le *Traité des maladies chirurgicales et des opérations qui leur conviennent*. Il comprenait onze tomes. Sans ambiguïté, cette œuvre a été le passage obligé de l'ancienne Académie royale de chirurgie aux connaissances du XXe siècle, chaque chapitre comprenant une discussion diagnostique et des indications opératoires.

Dans sa pratique hospitalière, il mit au point plusieurs appareils orthopédiques pour l'extension permanente de la cuisse lors des fractures du fémur telle l'attelle pour la réduction des fractures de la rotule et de la clavicule et pour les torsions congénitales des pieds chez les enfants. Il s'intéressa au traitement des anévrismes des artères fémorale et poplitée. Il améliora l'extraction du cristallin, l'incision transversale de la taille vésicale, l'amputation de la verge, la trachéotomie et la pose des sondes œsophagiennes. Ne possédant pas la maîtrise en chirurgie (supprimée par la tempête révolutionnaire) selon la nouvelle organisation du monde médical, il fut obligé de soutenir, comme G. Dupuytren et D. Larrey, une thèse devant ses collègues de l'école le 3-09-1803 qu'il intitula *Propositions en chirurgie*. C'était la loi consulaire du 19 Ventose An IX (20 mars 1803) présentée par A. de Fourcroy. Elle visait à remettre de l'ordre dans l'enseignement médical avec 5 examens publics dont deux en latin. Pour la première fois, médecins et chirurgiens étaient reconnus à stricte égalité, devant passer « une thèse de faculté» et pouvant exercer dans tout le territoire national. Les officiers de santé étaient reconnus: après 3 ans d'études ils passaient devant un jury départemental et ne pouvaient exercer que dans ce département. Ainsi, la thèse de faculté était devenue la «clé de voûte» de la carrière médicale et chirurgicale.

Sans intrigue ni sollicitation, la période des honneurs commença avec la nomination de Premier chirurgien de l'Empereur Napoléon 1er en 1804 sur présentation de J. Corvisart qui se préservait ainsi de l'esprit dominateur de Mareschal ou de La Martinière. J. Corvisart comme A. Boyer avait été le protégé du Père Potentien à l'hôpital de la Charité. Entreprenant et lucide, J. Corvisart était un phare des praticiens hospitaliers considérant que «dans ces tristes asiles ouverts aux pauvres... Le médecin éclairé trouve sans cesse sous les yeux la peinture fidèle et variée de toutes les maladies». G. Dupuytren disait de lui: «Sa gaieté était dans son esprit non dans son cœur... Elle l'abandonnait dès qu'il se trouvait avec lui-même». Lorsqu'on était venu le solliciter de la part du Premier Consul, il aurait dit: «Je ne sais pas ce que je gagnerai à cette visite mais j'y perdrai sûrement le plus précieux des biens, la liberté». Alexis Boyer était par nature tout le contraire de l'Empereur mais il était, à l'extrême, intègre et laborieux, deux qualités qui justifièrent sa nomination dans l'Ordre de la Légion d'Honneur le 4-1-1807 et le titre de baron de l'Empire le 3-10-1809 avec lettres patentes du 31-1-1810 pour ce titre héréditaire. Le 4-1-1812, il bénéficia d'une dotation de 25 000 francs sur les provinces conquises.

Attaché à la personne de l'Empereur, Alexis Boyer dut subir, en 1806 et 1807, les campagnes militaires contre la Prusse. Après Tilsitt il demanda son retour à Paris qui fut accordé par Napoléon. Ph. Lafarge a souligné[11] qu'au cours des campagnes napoléoniennes il rencontra des compatriotes d'Uzerche: son élève, le docteur Vareliaud (1777), médecin de l'Impératrice puis de l'empereur qui fit les campagnes d'Autriche et de France mais que Napoléon 1er refusa d'emmener à l'Île d'Elbe, son frère J.B. Vareliaud (1771-1840) qui fit toutes les campagnes de 1793 à

1809 terminant en 1815 colonel, commandant en second du château de Vincennes. Un autre Uzerchois, chirurgien militaire participa à la marche de la grande armée jusqu'à Moscou et à la retraite de Russie, le docteur Pontier fils.[1]

Raymond François Denis Pontier naquit à Uzerche le 9 Octobre 1788. Son acte de baptême a été détruit par le grand incendie de la Mairie d'Uzerche. Son père était Jean Pontier et sa mère Jeanne Besse du Peyrat. Il fut d'abord officier de santé, sous aide major en Allemagne et en Italie (1809-1810) au 35e régiment d'Infanterie de Ligne. Le 4 Juillet 1812 il présenta sa dissertation inaugurale à la faculté de Montpellier pour « obtenir le titre de docteur en médecine ». Le sujet était : « Essai sur le tétanos ». Elle était dédiée au docteur J. Pontier « le meilleur des oncles » et à A. de Chaufaille son cousin. Cette thèse faisait une mise au point sur ce qui était admis en 1812 sur « ce spasme musculaire » différent des convulsions. La description clinique était complète mais l'ignorance des micro-organismes ne pouvait pas aboutir à un traitement efficace ! Nommé chirurgien aide-major au quartier général de la Grande Armée (1812), il participa à la campagne de Russie où il fut fait prisonnier comme l'attestent ses états de service conservés au service historique de l'armée au château de Vincennes. Il fut réformé sans solde après sa captivité. Il revint à pied de Moscou en Corrèze. En 1823, sous Charles X il fut médecin adjoint aux hôpitaux militaires de la Xe division mais fin 1824 il fut à nouveau réformé sans indemnité. En 1839, il réintégra l'armée, servant en Algérie de 1839 à 1848 où il connut le major Baudens pionnier des sutures intestinales, élève de Dominique Larrey et condisciple du fils Hippolyte Larrey. Nommé médecin ordinaire de 2e classe en 1849, il servit dans plusieurs hôpitaux militaires (Toulon, Valenciennes, Cambrai). Nommé médecin major de 2e classe en 1852, il participa à la campagne d'Orient et mourut à Varna, victime du choléra, le 20 Avril 1855 selon l'insertion ajoutée dans le registre des décès d'Uzerche sous la signature de Albertin, officier d'administration comptable de Varnat. Le docteur R.F.D. Pontier a donc eu des activités de médecin militaire sous le 1er Empire, la Restauration, la 2e République et le second Empire. En Septembre 1848 il reçut la Croix de Chevalier de la Légion d'Honneur au décours de la campagne d'Algérie. R.F.D. Pontier «médecin major des Armées, chevalier de la Légion d'Honneur» écrivit *Souvenirs de l'Algérie ou notice sur Orléans Ville et Ténes* (F. Deligne Imprimeur - Cambrai - 1854), qu'il dédiait au général Eugène Cavaignac, natif du Lot qui réprima durement la révolte parisienne de 1848. Dans son livre il fit l'éloge des richesses de l'Algérie, glorifia le Maréchal Th. Bugeaud de la Piconerie natif de Limoges (1784-1849) et le colonel Eugène Cavaignac (1802-1857) avec ses zouaves pour la conquête «calme» de l'Algérie. Il s'intéressait aux aspects géographiques, culturels, entomologiques, ethnologiques, le texte était digne du sens littéraire d'observation et de réflexion de D. Larrey dans ses *Mémoires*. Il mentionnait les conditions d'interpénétration des communautés indigènes et métropolitaines dans le style de Th. Bugeaud. Il aurait été déçu de l'évolution des événements du siècle suivant d'une guerre fratricide et inutile aboutissant à l'abandon du territoire Algérien par un autre général... Non Limousin, il est vrai. R.F.D. Pontier a pleinement accompli son rôle de médecin militaire. Il décrivit les maladies «fréquentes», le choléra, les méningites, la fièvre typhoïde avec ulcération intestinale, insistant sur l'hygiène de prévention (en réalité, la fièvre typhoïde a été décrite par J. Cruveilhier en 1816 à Limoges).

Jean Paul Lartigue a publié une plaquette, *Souvenir du chirurgien Pontier sur la retraite de Russie* (Chastrusse Imprimeur, Brive, 1967). Dans des pages R. Pontier confirme les écrits du comte de Ségur *Napoléon et la grande Armée en Russie* et les *Mémoires du général Marbot*, baron d'Empire, natif de Brive. Il s'agit d'une excellente présentation d'une dizaine de feuillets découverts dans le fonds d'archives de la bibliothèque de la société archéologique, historique et scientifique de la Corrèze. «Au récit du mémorialiste s'ajoute le jugement de l'homme sur les acteurs qu'il a côtoyés et sur le drame qu'il a vécu... l'horreur des scènes d'une armée en déroute dont les soldats mouraient de faim et de froid notamment lors du passage de la Bérézina». À ce propos, R.F.D. Pontier mentionne: «des officiers d'état-major de la division Parturneaux au milieu de la neige faisant une partie d'épée...» Deux Corréziens, tous les deux aides de camp du général Parturneaux: le capitaine Pradel dit chevalier de la Maze (qui se maria avec la sœur de R.F.D. Pontier), ancien lieutenant du 44e régiment en 1811 en Espagne et le capitaine Algay, qui fut blessé mais que R.F. Pontier soigna immédiatement.

Les derniers feuillets décrivent la captivité le 10.12.1812 et l'expédition à Wilna où la seule lueur d'espoir fut la protection éphémère du général Comte de Saint-Priest! L'ultime feuillet relate les conséquences meurtrières d'un complot d'évasion de quelques officiers. Expédié à Varsovie, reconnu non coupable R.F.D. Pontier fut expulsé à Minsk... Où l'évêque obtint «qu'il ne soit pas conduit en Sibérie».

Plus tard Alexis Boyer fit un voyage en Espagne pour traiter la fistule anale du Maréchal Suchet, Duc d'Albuféra à la demande de Napoléon, car il avait établi la pathogénie et le traitement de cette lésion. À son retour il séjourna à Uzerche pour retrouver ses racines car les actions guerrières ne convenaient pas à son tempérament, à l'inverse de son contemporain le baron Dominique Larrey, chirurgien de l'Empereur et de la Garde Impériale.

«Devenu Premier chirurgien de l'Empereur, avec un traitement de 15000 francs. Alexis Boyer abandonna dès 1804 son logement de l'hôpital de la Charité pour habiter l'Hôtel de la Marquise de Créqui, 9 rue de Grenelle Saint Germain qu'il avait acheté».(6) C'est à l'hôpital de la Charité qu'Alexis Boyer excellait en particulier par ses leçons de clinique, malgré l'accent corrézien conservé, exposant les faits de façon simple, claire et complète.(8) Il savait tout ce qu'il y avait à savoir à son époque mais il resta trop attaché au passé et à ses Maîtres, pensant que «c'était à peine s'il restait quelque chose à faire en chirurgie». La première phrase de la préface de son traité des maladies chirurgicales en est la preuve: «cultivée dans presque tous les temps avec plus ou moins de succès, la chirurgie a atteint de nos jours les plus grands progrès et semble avoir atteint, ou peu s'en faut, le plus haut degré de perfection dont elle paraît susceptible». Cette affirmation en 1818 avait une pittoresque saveur!

Pourtant il précisa la trans-illumination de l'hydrocèle, la crépitation douloureuse des tendinites et des atteintes des gaines. Il individualisa la fissure anale, les kystes sous-hyoïdiens dits de Boyer et les tumeurs fongueuses. Sage, prudent, réservé, fidèle aux acquis de ses Maîtres et aux règles établies, il a été un praticien «classique» sans innovation. Il a su améliorer quelques procédés. Il avait le sens de la bonne indication, du meilleur moyen de succès dans le cas particulier car ce qui le préoccupait essentiellement c'était le salut du patient. Il ne cherchait pas

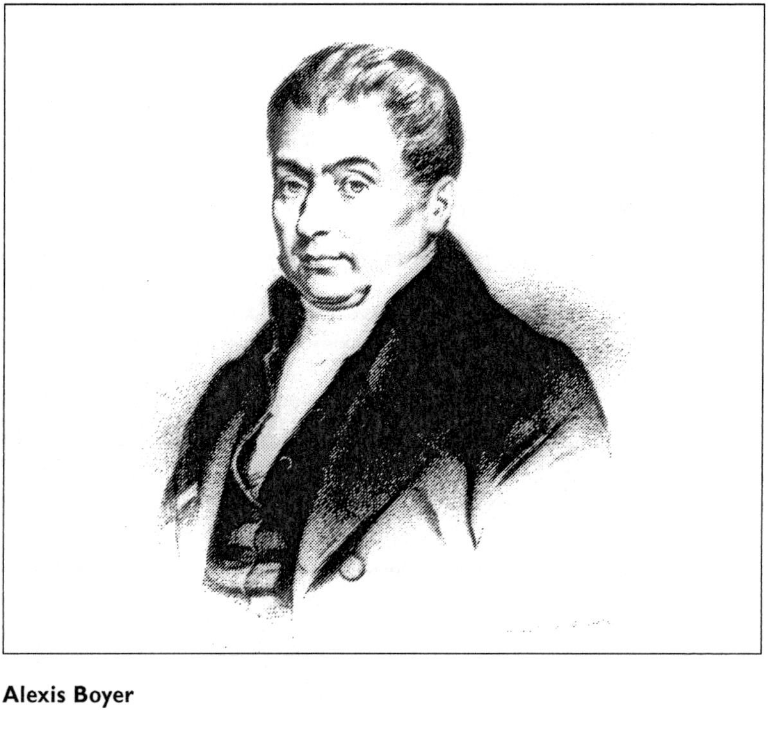

**Alexis Boyer**

l'élégance spectaculaire. Il n'avait pas les stigmates du génie, mais il suivait une route sûre avec les allures d'un maître qu'exprimaient sa sûreté manuelle comme la fermeté d'esprit et le sang froid. Ainsi tant dans sa pratique opératoire que dans son concept d'enseignement, Alexis Boyer a été un bon élève, un bon professeur, un bon chirurgien avec pondération et réflexion méthodique. « Il a plutôt perfectionné qu'inventé… Il a su réunir sous la forme didactique toutes les connaissances chirurgicales de son temps ».(5)

II a été l'opposé du baron Guillaume Dupuytren, son compatriote Limousin et contemporain, à l'apogée de sa réputation.(3-4) Alexis Boyer est toujours resté marqué par ses origines : fils d'un tailleur et d'une mercière de village corrézien. Il était de taille moyenne portant un costume simple et sévère, d'allure affable mais peu distinguée, le dos rond, la tête dans les épaules inclinée sur la poitrine, les yeux petits mais vifs et spirituels. Il ne croyait pas à la médecine et ne s'intéressait qu'à la chirurgie, non sans critiquer les nouvelles acquisitions comme la lithotritie et la staphylorraphie… Pour finir par en accepter les avantages. Redoutant l'extrapolation intellectuelle et préférant la simplicité du concept anatomique de la chirurgie, il souscrivait à l'adage de Chamfort : « la philosophie ainsi que la médecine a beaucoup de drogues, très peu de bons remèdes et presque point de spécifiques. »

Son charme particulier éclatait après les visites matinales des malades à l'hôpital de la Charité lorsque parmi ses élèves, avant d'entrer dans l'amphithéâtre, il s'asseyait sur une petite table de chêne, jambes pendantes, mains croisées sur son tablier. Ayant approché toutes les célébrités de son époque, il affectionnait de dire à leurs sujets des « contes assaisonnés d'un sel gaulois avec une bonhomie aiguisée de malice ».

Son mode de vie était immuable, y compris les jours de fête. Il se levait à cinq heures en été, six heures en hiver. De sept heures à neuf heures, il était à l'hôpital. De neuf heures à dix heures il rentrait chez lui « pour la toilette » et il donnait des consultations jusqu'à midi. Après un frugal repas à treize heures, il partait soit enseigner à l'école, soit faire des visites en ville. Il rentrait chez lui vers dix-huit heures; il dînait et à partir de dix-neuf heures il travaillait à la rédaction de «son livre de chirurgie», puis il se couchait vers vingt-deux heures. Bien que condisciple de Talma, acteur préféré de Napoléon 1er, il ne le vit jamais jouer. Alexis Boyer n'allait jamais dans le monde ni à la Cour.[(5)] Il n'a jamais eu d'ambiguïté sur la vanité du luxe, des distinctions et des honneurs, en bon paysan ayant gardé un peu de glaise corrézienne à ses souliers. D'après P. Hillemand,[(6)] il conserva son poste de premier chirurgien de l'Empereur jusqu'en 1815 et après Waterloo il fit preuve de philosophie disant à M. Hervez de Chegouin (IHP dernier de la promotion de 1811 dont J. Cruveilhier était le major, mais médaille d'or en 1813), le jour de l'abdication de l'Empereur: «Je perds aujourd'hui ma dotation, 25000 francs de traitement et en même temps ma place de premier chirurgien de l'Empereur. J'ai cinq chevaux, j'en vendrai trois, je garderai la voiture qui ne coûte rien, je lirai ce soir un chapitre de Sénèque et je n'y penserai plus».

La chute de l'Empereur n'entraîna cependant pas l'exclusion d'Alexis Boyer dont la notoriété, l'humeur égale et le comportement sans intrigue le firent désigner par Louis XVIII pour la réorganisation des études médicales sous la Restauration. En 1820, l'Académie royale de médecine fut créée par ordonnance de Louis XVIII qui nomma expressément les premiers membres de la Compagnie, dont Alexis Boyer, Guillaume Dupuytren et Dominique Larrey.

En 1823, il était désigné comme chirurgien consultant du Roi avec ses deux élèves G. Dupuytren et A. Richerand. Le 23 septembre 1824, il était maintenu dans ses fonctions par Charles X (1757-1836) dont il était le strict contemporain et ultérieurement par Louis Philippe jusqu'en 1833. Au sommet de sa gloire, il a été nommé chirurgien en chef de l'hôpital de la Charité, succédant à J. Deschamps le 23 janvier 1824. La carrière extraordinaire d'Alexis Boyer a été couronnée par sa nomination de membre de l'Institut de France selon l'ordonnance du 10 mars 1825 (la même année que G. Dupuytren) après élection du

21 février 1825, par 31 voix sur 57 votants. Il convient de rappeler qu'il avait volontairement attendu le décès de son Maître J. Deschamps avant de poser sa candidature à cette institution.

À la misère de sa jeunesse succéda l'opulence de la maturité mais il resta économe sans excès et ne connut pas la griserie du flambeur parvenu. Généreux et libéral il avait une sereine philosophie. Il a toujours respecté ses humbles origines corréziennes et celles de la famille amiénoise de son épouse. Après le décès de Madame Boyer le 15 mars 1832, il se cloîtra pratiquement dans sa tristesse, abandonnant sa maison de campagne de Vincennes, ne sortant plus guère que pour faire des visites à la tombe du cimetière de l'Est. Contrairement aux critiques de Malgaigne, il n'était pas avare mais il avait souvenir de sa misère et avait conservé comme fétiche le dernier écu apporté d'Uzerche en 1774. Il a prodigué ses bienfaits à tous les membres de ses deux familles, principalement à sa sœur Marie devenue veuve et aux enfants de son frère. En souvenir de ses débuts difficiles dans le Paris de Louis XVI, influencé par l'esprit égalitaire des idées révolutionnaires, mais déterminé surtout par la poussée de l'Empire, il a su aider les jeunes gens pauvres mais laborieux et avides de savoir comme ce fut le cas pour son compatriote Lafond, de Vigeois, devenu médecin de l'hôpital des Incurables.

La vie familiale était simple, sans éclat ni nuage. Son fils Philippe, interne des hôpitaux de Paris en 1821, (2^e sur une promotion de II) embrassa la carrière professorale et fut chirurgien de l'hôpital de la Charité. La fille cadette épousa Lacave-Laplagne qui devint président de la Cour de Cassation et Pair de France. Sa fille aînée refusa vertement la demande en mariage de l'ancien élève de son père, le futur baron Guillaume Dupuytren, et épousa Ph. J. Roux (1780-1854) chirurgien, lui aussi élève de son père qui succéda à G. Dupuytren à l'Hôtel-Dieu en 1835. Parmi les descendantes de Madame Roux-Boyer, l'histoire apprend qu'il y eut toujours l'une d'elles, pendant cinq générations, pour épouser un futur membre de l'Académie de médecine: Mlle Roux épousa Danyau, Mlle Danyau a épousé Bucquoy, Mlle Bucquoy devint l'épouse de Chauffard, Mlle Chauffard devint la femme de Guillain et Mlle Guillain épousa Garcin.

En pleine épidémie de choléra, le 13 avril 1832, Alexis Boyer fit un testament: «Je veux que mes funérailles soient faites de la manière la plus simple et la moins coûteuse et qu'il ne soit prononcé aucun discours par qui que ce soit». Il mourut l'année suivante après application «de 20 sangsues à l'anus» selon la relation de son fils Philippe Boyer dans l'avant propos de la cinquième édition du traité des maladies chirurgicales de 1844, pour des «lombalgies», preuve de la néfaste influence de F. V. Broussais. Il s'agissait sans doute d'une néphrite méconnue qui ne supporta pas cette thérapeutique intempestive qui entraîna une prostration, probablement par anémie aiguë. Il mourut le 25 novembre 1833, à 76 ans et demi malgré les soins de son ami Lerminier, son collègue de l'hôpital de la Charité. Il fut inhumé au cimetière Montparnasse et P. Montagnac[7] rapporte qu'après avoir dételé les chevaux, un groupe d'étudiants en médecine poussa le corbillard puis porta à bras le cercueil du Maître jusqu'à sa tombe. C'était un magnifique hommage à celui qu'ils appelaient «le Père Boyer» dont ils appréciaient la sérénité, le bon sens, les réparties caustiques et la bonhomie malicieuse. Si en raison des circonstances de sa naissance sa culture restait limitée, il avait appris le goût du bien-être après la morsure de la misère et s'il savourait les contes de Voltaire il était aussi un lecteur assidu de Sénèque. Par simplicité naturelle, il ne mentionnait jamais son titre de baron[6] dans sa correspondance et dans les actes officiels, à l'exception du frontispice de son traité de chirurgie (comme le montre l'iconographie ci-jointe), dont l'omission eut été selon lui manifestation d'orgueil.

Les qualités humaines d'Alexis Boyer n'ont pas échappé à la sagacité de ses compatriotes Uzerchois qui ont su honorer sa mémoire en donnant son nom à l'une des places carrefour de la ville, une plaque signalitique murale mentionnant «Alexis Boyer (1757-1833), chirurgien de Napoléon 1er». Récemment, en

# TRAITÉ

DES

# MALADIES CHIRURGICALES

ET DES

## OPÉRATIONS QUI LEUR CONVIENNENT ;

**PAR LE BARON BOYER,**

Membre de l'Institut, de l'Académie royale de médecine, et de la Légion d'honneur, Professeur de chirurgie pratique à la Faculté de médecine de Paris, Chirurgien en chef de l'hôpital de la Charité, premier Chirurgien de l'Empereur Napoléon, Chirurgien consultant des Rois Louis XVIII, Charles X, et Louis-Philippe I^er, Membre de plusieurs Sociétés savantes nationales et étrangères.

Cinquième Édition,

PUBLIÉE

**Par le baron PHILIPPE BOYER,**

Chirurgien de l'hôpital S.-Louis, Professeur agrégé de la Faculté de médecine de Paris, Chevalier de la Légion d'honneur.

TOME PREMIER.

PARIS.

ANCIENNE MAISON BÉCHET JEUNE,

**LABÉ**, SUCCESSEUR, LIBRAIRE DE LA FACULTÉ DE MÉDECINE, place de l'École-de-Médecine, 4.

1844

**Frontispice du traité de chirurgie de Boyer**

Janvier 2003, la municipalité d'Uzerche a inauguré le nouvel hôpital gériatrique portant le nom d'Alexis Boyer.

Homme simple, modeste, ennemi du faste et de l'ostentation, il a été un Maître exemplaire de son époque, sage et circonspect, en perpétuelle discipline, respectueux de l'ordre et du travail bien fait. Il fut un chirurgien soucieux du salut de son patient plus que de sa propre gloire, comme il fut un enseignant au contact des faits, sans emphase ni rhétorique. Il a été servi par ses dons naturels hérités de la tribu des Lemovices(2) : une intelligence saine, un bon sens logique, une âme honnête, une mémoire prodigieuse et une robuste constitution résistant à toute adversité.

Avec un patient acharnement il a réalisé une belle carrière en perfectionnant l'art chirurgical qu'il appliquait avec méthode et qu'il enseignait avec sagesse « comme un bœuf qui traçait son sillon dans le champ de la science ».(5)

## Bibliographie

1. Bournazel
Histoire d'Uzerche et du pays d'Uzerche
Lémouzi. Édit Tulle 1984

2. M. Combet
Uzerche et ses environs
Res universis Édit. Paris 1991.

3. L. Delhoume
Dupuytren
Baillère. Édit 1935

4. Dictionnaire des sciences médicales 1886

5. F. Dubois
Éloge de BoyerMémoires Académie impériale de médecine.
Baillère Édit. 1853/17/XXIV à LXII

6. P Hillemand
Alexis Boyer (1757-1833)
Histoire des sc. méd. 1975-1976/11/1 p 103-112

7. P. Montagnac
Une figure de chirurgien au XVIII$^{e}$ siècle: Boyer 1757-1833.
Thèse Paris 1933 n°343.

8. Réveillé Parisé
Éloge de Boyer
Gaz. Med 1837/801-805

9. Ph.J. Roux
Boyer et Bichat
Union médicale 1857/5-525

10. Société de médecine de Paris
Séance du bicentenaire du 23 mars 1996 avec la Société française d'histoire de la médecine.

11. Uzerche et ses célébrités
Conférence du 11/08/1993 – Ph. Lafarge in Association «Les Amis d'Uzerche».

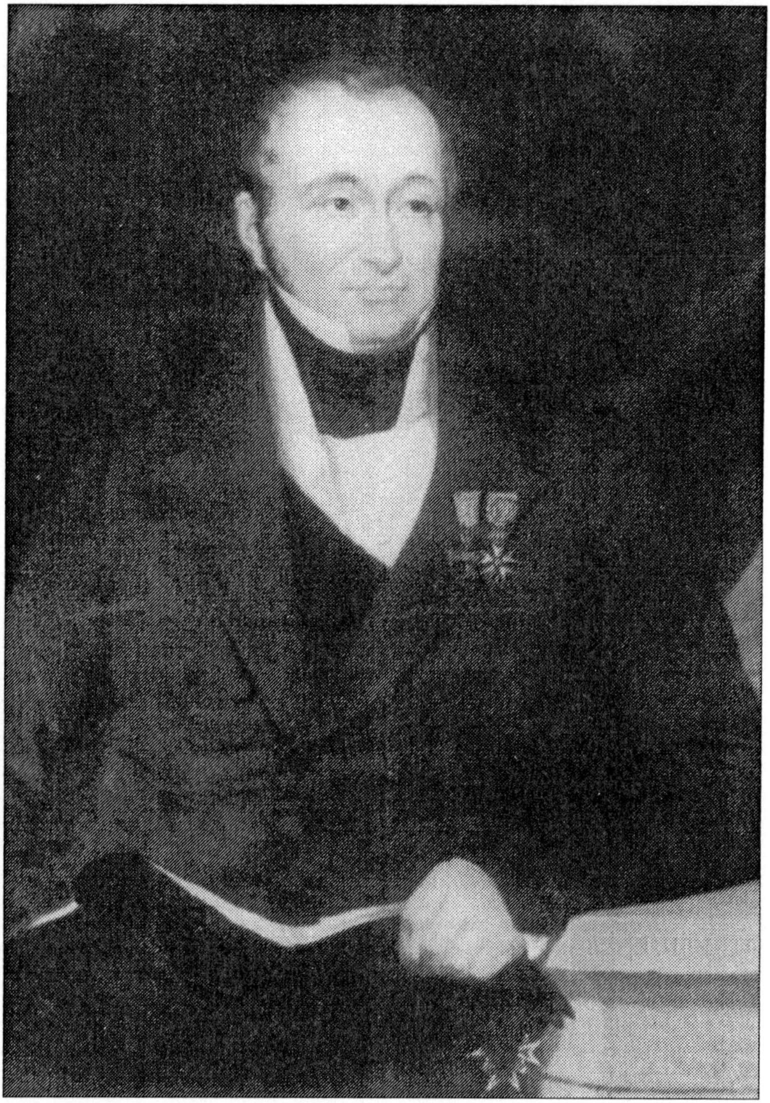

**Horace Vernet – portrait du baron Guillaume Dupuytren en 1834**
Musée d'histoire de la médecine. Paris V$^{e}$.

# Baron Guillaume Dupuytren
## *(1777-1835)*

Chirurgien chef de l'hôpital de l'Hôtel-Dieu de Paris
Membre de l'Académie de médecine
et de l'Institut de France

« Il est très difficile de connaître un homme dont ses flatteurs ont dit tant de bien et ses ennemis tant de mal. » (Voltaire)

Né pendant le règne de Louis XVI le 5 octobre 1777 à Pierre-Buffiére, village de 600 habitants situé à 17 km au sud de Limoges, Guillaume Dupuytren a franchi victorieusement à Paris la tourmente socio-politique de la fin du XVIIIe et du début du XIXe siècle. D'origine modeste, petite bourgeoisie limousine, il arriva au sommet de la hiérarchie chirurgicale à Paris par volonté farouche et travail assidu, sachant utiliser la robustesse accumulée de ses ancêtres et les dons naturels d'une intelligence saine, d'un bon sens imperturbable, d'une mémoire surprenante. Malgré son caractère ombrageux et la calomnie de ses détracteurs jaloux, profitant des courants intellectuels nouveaux, il fut un chef d'école habile, orientant la chirurgie de l'art vers la science.

L'origine ancestrale était probablement une propriété dite « Du Puytrem », du canton d'Aixe-sur-Vienne, entre Meilhac et Burgnac. Initialement, l'orthographe était : Dupuytrein jusqu'au jugement du tribunal civil de Limoges, le 7 mars 1821, qui fixa définitivement l'appellation Dupuytren, ce qui est notifié en marge sur l'acte de naissance. Le registre de baptême mentionne que « la marraine était Catherine Echaupré de Chez Fringaud et le parrain Guillaume Martin de Laubeypie, bourgeois, étant tous les deux habitants de la paroisse de Pierre Buffière ». Dans leurs recherches historiques R. et A. Chamaud(3) ont trouvé des membres de cette famille dès le XVIe siècle, importants propriétaires immobiliers terriens. Gérald Du Puytrem était curé de Meilhac en 1505. Un autre Du Puytrem avait épousé Louise Gabrielle Berny, marraine de la cloche de Burgnac en 1662. À la fin du XVIe siècle il y avait deux frères Du Puytrem, l'un Isaac Prieur de Fargeas et Thomas qui eut trois enfants : Pierre Sieur de Leyssard, Isaac Sieur de Masfaure et Pétronille hétitière du prieur Isaac Du Puytrem.

La généalogie établie avec beaucoup de soin par Léon Delhoume(5) prouve que Guillaume Dupuytren avait avant lui 3 générations connues de chirurgiens. Le premier ancêtre sûrement identifié est François, vers 1623, dont le fils Michel est né vers 1645 à Pierre-Buffière, maître-chirurgien ayant épousé Jeanne Lagrange du même village qui vécut 110 ans (1647-1757).

Ce Michel Dupuytren, fermier au bureau de tabac de Pierre-Buffiere en 1719 était également chirurgien et a été témoin de l'acte de mariage, en 1699, de Jean Bardon et de Jolie Cruveilhier… point de jonction possible avec une autre grande famille de chirurgiens limousins. Michel et Jeanne eurent pour fils Guillaume (1693-1764), grand–père de celui de Paris. Maître chirurgien juré, docteur-médecin, il épousa en 1720, Anne Ferret de Foncreux (de Bourges) dont sont nés trois fils : Jacques chirurgien militaire, Léonard chirurgien à Pierre -Buffiiere, père de Jean Baptiste aussi chirurgien à Pierre-Buffière et François

Dupuytren 1724-1759, troisième génération de chirurgiens qui travailla à l'Hôtel-Dieu de Paris avant la création de l'Académie royale de chirurgie en 1743.

Il passa ses examens en 1746, s'établit à Pierre-Buffière où il mourut noyé dans la Breuilh en crue en revenant de visiter un malade. Il se maria le 24 novembre 1750 avec Marie Martin de L'Aubeypie et ils eurent 3 enfants dont l'aîné Guillaume mourut en bas âge (1752-1765), Pierre (1753-?) fut tanneur à Limoges et Jean-Baptiste (1754-1837) qui fut avocat au Parlement de Bordeaux puis commissaire de police à Limoges de 1807 à 1816. Ce Jean-Baptiste Dupuytren épousa le 8 Janvier 1775 Marie Marguerite Faure, de Condat-sur-Vienne et de la paroisse Saint Pierre Duqueyroix de Limoges. Ils eurent 9 enfants dont celui qui sera le grand Dupuytren.

Marie Marguerite Faure, épouse Dupuytren, était petite fille de Pierre Echaupre décédé en 1715, écuyer, Seigneur de Tranchepie, Procureur du Roi aux Finances de Limoges dont la fille Estelle épousa Louis Faure de Condat le 5 janvier 1754: c'était les ascendants maternels de G. Dupuytren. La fratrie de G. Dupuytren comprenait outre trois enfants morts en bas âge: Marie (née le 16.10.1775) épousa M. Tarnaud de Bellac, Louise (née le 31.01.1984) qui épousa le général baron d'Empire Bernard Preuz habitant de la Renardière, Marie (née le 2.10.1784) qui épousa Louis-Pierre Pigné le 19.10.1807, propriétaire à la Maison Dieu. Ils eurent un fils médecin à Paris dont le petit fils Auguste Du Boys a fait une biographie en 1854. Enfin Ils eurent deux fils nés à Condat: Louis, capitaine de Vaisseaux mort en 1829 devant Cadix, et Emile (alias Pierre) (né le 27.05.1791) docteur en médecine, pharmacien en chef de l'hôpital des Enfants Trouvés à Paris qui revint à Limoges fondant une pharmacie place du Poids Public, marié en 1820 à Anne-Marie Pinel: ils n'eurent pas de fils, c'était donc la fin de la lignée de Guillaume Dupuytren.

Comme Uzerche où naquit Alexis Boyer, Pierre-Buffière, lieu de naissance de Guillaume Dupuytren est une cité qui a fait partie de l'Histoire dès la plus haute antiquité en raison de son

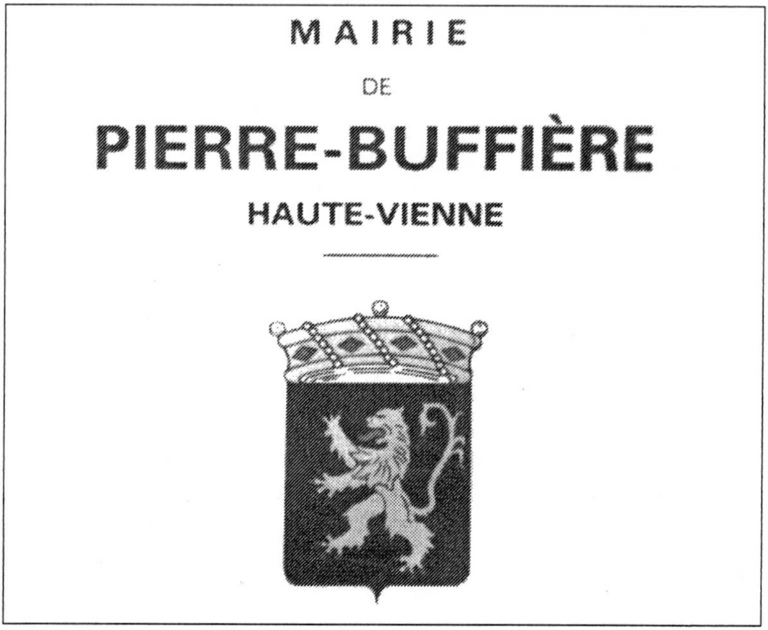


**Blason de la ville Pierre-Buffière**

emplacement sur un pic élevé, dominant de profondes vallées venteuses à l'intersection de voies de communications (Pietra Bufferia). Le nom de cette ville peut aussi venir de « Bussière » issue de Buxus (le buis) dont plusieurs localités sont connues en Limousin... Le « f » et le « s » étant semblables au Moyen Âge. À la période gallo-romaine, elle était le site de la « Cité d'Anthone » dont des fouilles en 1932 ont révélé les vestiges. Au Moyen Age il y avait un château avec tours et hautes murailles appartenant à la famille Jaugnac, (chevalier du Limosin) jusqu'au xv$^{e}$ siècle et qui se fixèrent ultérieurement au château de Chalusset près du Vigen. On sait qu'Étienne de Jaugnac eut un fils Bernard de Tranchelion dont descendit Gaucelin I$^{er}$ de Pierre-Buffière dont le fils Pierre eut deux descendants : l'un Gaucelin II fonda en 1063 le monastère de Sainte Croix, l'autre

Gérald eut pour fils Gaucelin III qui épousa Almode de Nontron dont il eut Pierre de Pierre-Buffière qui partit en croisade vers 1098 avec Guy de Bré, lequel mourut de la peste à Laodicée. Veuve prématurément, Almode de Nontron se remaria vers 1086 avec Elbes 1er de Comborn : ils eurent un fils Ebles II (demi-frère de Pierre de Pierre-Buffière), vicomte de Comborn, troubadour célèbre dit « lou chantaïré » vers 1115.

À partir du XVIe siècle, la généalogie des barons de Pierre-Buffière se modifie :

- Philippe de Pierre-Buffière et Anne Pons, eurent une fille Marguerite ;
- Marguerite, baronne de Pierre-Buffière épousa en 1626 Charles 1er de Ferrières, marquis de Sauveboeuf (qui devient baron de Pierre-Buffière). Ils eurent un fils, Charles-Jospeh ;
- Charles-Joseph de Ferrières, marquis de Sauveboeuf, baron de Pierre-Buffière participa à une marche répressive contre Uzerche en 1651 et fut colonel d'un régiment dont la ville de Tulle fit don au Roi Soleil en 1669. Il épousa en 1678, Anne de Chouly de Permangle. Ils eurent une fille Anne-Thérèse ;
- Anne-Thérèse de Ferrières, baronne de Pierre-Buffière épousa en 1716 Charles marquis de Vassan. Ils eurent une fille : Marie-Geneviève ;
- Marie-Genevière de Vassan, baronne de Pierre-Buffière épousa en 1746 le marquis Victor Riquetti de Mirabeau. Ils eurent trois descendants :
  - Charlotte, née en 1747, qui épousa Charles Philibert de Lasteyrie marquis du Saillant dont le fils Ferdinand (1810-1879) membre de l'Institut fut député de la Seine et dont le fils Robert (1849-1921) fut professeur à l'école des Chartes et député de la Corrèze.
  - Le Comte Honoré Gabriel de Mirabeau (1749-1791), célèbre orateur de la Révolution dont le médecin était le glorieux Cabanis originaire de Cosnac en Corrèze.

- Mirabeau Tonneau né en1754 dit aussi «le Limousin» (1754-1792) député de la noblesse aux états généraux de 1789. Sa fille, la romancière Gyp, eut un fils, Thierry de Martel, chirurgien parisien (1/4 de sang limousin)

Guillaume Dupuytren est né le 5 octobre 1777 en face d'une église romane caractérisée par son clocher octogonal, sa porte principale restaurée en 1838 ornée de 12 émaux sur porcelaine représentant les apôtres du Christ et son reliquaire des Saints Martyrs Côme et Damien (en 287 sous Diocletien), patrons des chirurgiens... Coïncidence ou prédétermination ? Dés l'âge de 3 ans, en 1780, il connut un sort hors du commun. Jouant sur la place du village, devant le relais de poste à l'enseigne de l'«Hôtel des Trois Anges», il fut enlevé par une dame anglaise séduite par son charme ! Averti par quelque camarade de jeu, le père se lança à cheval, à la poursuite de la diligence partie en direction de Toulouse qu'il rejoignit environ à une quinzaine de kilomètres au lieu-dit Saint-Georges, à la sortie de Masseret, avant Uzerche,

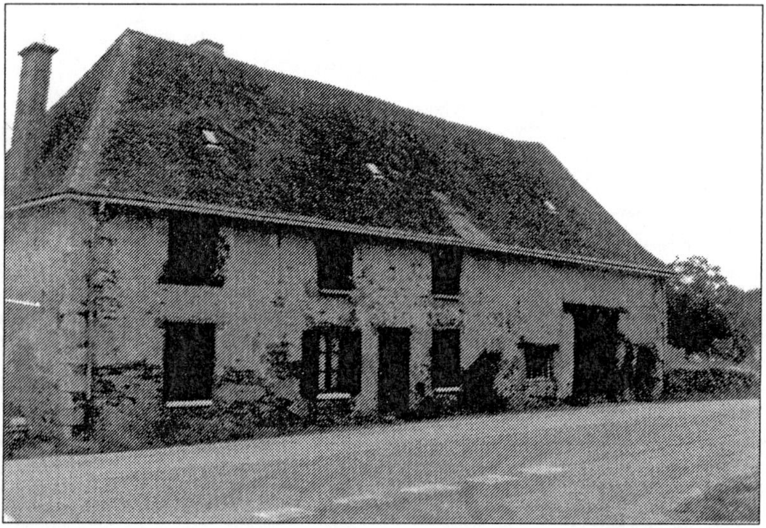

**Maison où fut élevé Guillaume Dupuytren de 1777 à 1779 à Leycennes**

près d'une vieille bâtisse qui existe toujours et dont le propriétaire actuel est Emile Montelly. Il s'agissait d'une commanderie de l'Ordre hospitalier de Malte, hébergeant les pèlerins d'un des chemins de Saint-Jacques de Compostelle passant près de Salon la Tour, village connu pour son donjon du XIIe siècle et la « maison forte du Freysset » datant de 1430. Dans sa petite enfance, selon la coutume, il fut élevé par des métayers à Leycennes. Son premier maître fut un officier municipal Gabriel Poumier qui sera député du Tiers état aux états généraux de 1789 dont l'écriture était élégante et l'orthographe correcte. Il apprit les rudiments du latin par le curé Pierre Ardant du Picq qui fut déporté pendant la révolution. En 1783, il était pensionnaire au collège de Magnac-Laval à l'autre bout du département de la Haute-Vienne qui ne convenait pas à l'esprit indépendant et même révolté de cet enfant de sept ans. Il s'échappa un jour pour revenir dans sa famille, à pied, sur une cinquantaine de kilomètres ; ses parents avaient entre temps quitté Pierre-Buffière pour l'ancienne maison des grands-parents maternels à Condat sur Vienne. L'accueil paternel fut brutal et, après une correction sévère, le jeune Guillaume fut ramené au collège où il resta jusqu'en 1789. Pensant sans doute « qu'il est cuisant et sot d'être le plus faible », il décida de réussir pour dominer… non sans quelque mépris.

Soucieuse de l'avenir de son fils, sa mère sollicita l'entremise du lieutenant Kieffer, vétérinaire d'un régiment de cavalerie en cantonnement dans les parages de Condat sur Vienne, qui avec l'accord complet des parents (non par rapt comme il est parfois écrit par erreur) emmena le jeune Guillaume à Paris à l'âge de 13 ans, en 1789. Il le confia à Coesnon qui dirigeait le « Collège des Colonies » (ex-Collège de Jean de la Marche fondé en 1362), situé rue de la Montagne Sainte-Geneviève, tenu par des Jésuites, disposant de quelques places réservées pour des boursiers adolescents limousins. C'est ainsi que Guillaume Dupuytren entra à Paris en 1789, au début de la tourmente révolutionnaire ! Au collège, sa vive et prompte intelligence lui assura le succès mais il laissa le souvenir d'un adolescent dissipé et rebelle. Il fut présenté à son oncle maternel Pierre Victurnien Vergniaud, chef des Girondins, né à Limoges en 1753, qui sera décapité en 1793, lors de la violence incontrôlée de la Terreur. Le concept familial d'éducation était pour le moins sévère, sinon sans affection, peut-être hérité des grands-parents et arrière-grands-parents de petite noblesse aux mœurs rudes. Il y avait quand même une part d'inconscience ou d'ignorance pour « expédier » un jeune enfant de 12 ans à Paris en cette période d'agitation menaçante. Fils aîné d'une fratrie de neuf, Guillaume Dupuytren devait à tout prix apprendre à faire face... Il a réussi au-delà de toute espérance

Ses études classiques terminées, le jeune Guillaume revint à pied en Limousin, fin 1792, l'année de la célèbre bataille de Valmy qui a probablement émoustillé l'âme généreuse et l'imagination de cet adolescent de 15 ans, qui déclarait qu'il voulait être soldat ! Réfutant sèchement ce souhait, le père, en raison des nombreux ancêtres chirurgiens, décida autoritairement d'orienter son fils vers les études médicales. C'est ainsi qu'il fréquenta l'hôpital Saint Alexis de Limoges dont un récent décret du 18 août 1792 avait aboli pour les administrateurs « le droit de conférer maîtrise en chirurgie ». Il en était de même pour le « Collège royal de médecine » fondé par Pierre Avril le 18 décembre 1646 et récemment dissous par la volonté négative révolutionnaire le 23 décembre 1791. Avec 31 élèves, Guillaume fut inscrit pendant quelques mois à l'hôpital Saint Alexis mais en 1794 il monta à Paris pour suivre les cours de l'école de Santé devenue « école de médecine de Paris » le 4 Décembre 1794.

Médiocrement installé avec son ami Allard dans une mansarde au Cloître des Cordeliers sans chauffage ni éclairage, il accepta sa misère et se consacra à un travail acharné. La parcimonie familiale l'obligeait à de sévères restrictions alimentaires et lorsqu'il demanda aide à sa mère, « le refus sec et froid de celle-ci, aurait été une blessure que rien ne devait guérir » (16 p.24). La pauvreté ne l'accablait pas car il songeait à devenir le premier à Paris. Mais pendant ces privations une amertume profonde ne s'accumulait-t-elle pas en lui gâtant déjà la douceur des succès? Dès lors, pour ce cœur aigri, l'élimination des concurrents ne risquait-elle pas d'être son plaisir préféré? Son père le fit présenter en 1794 à Alexis Boyer, originaire d'Uzerche, village corrézien situé à 20 kilomètres, au sud de Pierre-Buffière. Il était à Paris chirurgien de l'hôpital de la Charité et professeur de pathologie externe. Il accueillit avec sa bonhomie coutumière son jeune compatriote, lui prodigua des conseils paternels et le présenta à Michel Augustin Thouret (frère du conventionnel ami de Vergniaud) dont la belle-sœur épousa René Nicolas Dufriche Desgenettes, futur baron comme Dupuytren. M. A. Thouret, en 1793 (16 ventôse an II) a fait un rapport «apocalyptique» sur l'anarchie de l'enseignement et des problèmes sanitaires, qui aboutit au décret du 4 frimaire an III (4.12.1794) portant création de trois écoles de santé à Strasbourg, Montpellier et Paris dont M. A. Thouret fut directeur. Ainsi dit I. Bourdon(2), «deux puissants protecteurs, le constituant Thouret et le célèbre chirurgien Boyer, ne permirent jamais d'éloigner de Dupuytren les récompenses». L'enthousiasme du jeune provincial aussi bien patronné s'exprima désormais dans un acharnement à acquérir la connaissance anatomique dans les salles de dissection qu'il fréquenta assidûment. La carrière de G. Dupuytren s'est effectuée par la voie des nouveaux concours en anatomie depuis la réforme de A. de Fourcroy (proscectorat, chef des travaux, professeur de chaire).

En 1795, un concours pour six places de prosecteurs est ouvert à l'école de médecine; Guillaume Dupuytren est nommé en quatrième position, n'ayant pas encore 18 ans... Mais la voie est désormais ouverte! Il s'initie à la chirurgie dans le service d'Alexis Boyer à l'hôpital de la Charité, à la médecine opératoire auprès de Sabatier, à la pathologie externe avec Lassus. Il s'intéresse à la chimie chez Vauquelin dont il devient le préparateur à l'école de pharmacie, à la physiologie avec Leclerc. J. Corvisart, médecin chef de l'hôpital de la Charité lui confie le service des autopsies où va naître sa vocation d'anatomo-pathologiste. Sous la direction de Chaussier il s'initie à la physiopathologie expérimentale, à la chimie animale avec A. de Fourcroy. Tous ces maîtres remarquent son dynamisme et ses aptitudes. À 19 ans, il est élu membre de la « société médicale d'émulation » crée en 1796 par Alibert et Bichat. En 1795, Desault décède et Pelletan lui succède à l'Hôtel-Dieu.

En 1799, à la fin de son mandat officiel, sur demande de la direction de l'école, il est maintenu dans ses fonctions de prosecteur et dispensé de service militaire... Le comble pour celui qui voulait 7 ans plus tôt être soldat de l'An 2 ! En Septembre 1799 il ouvre un cours privé d'anatomie qui sera officialisé en Septembre 1800. Au temps du prosectorat apparaissait déjà son impossibilité de travailler en équipe et d'admettre des égaux. Très rapidement se manifesta l'opposition avec Xavier Bichat et en 1801, dans le Journal de médecine, il fit une brève analyse du « Traité d'anatomie générale » en un style glacé, sans éloge comme pour refuser un livre de révolution scientifique.

Honoré Fragonard (1732-1799) était au temps de Dupuytren un monstre sacré de l'anatomie. Né à Grasse dans une famille de parfumeurs, après s'être initié chez un maître chirurgien il fut en 1763 directeur du cabinet d'anatomie de l'école vétérinaire de Lyon, puis à la demande de Claude Bourgelat, il organisa la nouvelle école royale vétérinaire de Paris puis d'Alfort où il développa sa grande activité d'anatomiste jusqu'en 1771, date à laquelle il fut expulsé de l'école pour mésentente avec Claude Bourgelat. Il réapparut le 22.08.1795 chef des travaux anatomiques de l'école de santé de Paris. Il décéda en 1799 sans avoir livré ses techniques de préparation des corps dont les présentations étaient différentes des peintures de scènes galantes de son cousin Jean Honoré Fragonard (1732-1806) et des macabres toiles de son petit cousin Alexandre Fragonard (1780-1850) comme la « mort du Duc de Berry » et la « tête du Député Ferraud ». H. Fragonard donna en 1767 quelques pièces au cabinet d'anatomie dont deux persistent à l'Institut d'Anatomie, rue des Saints Pères : un macaque au musée M. Orfila et un cheval disséqué avec son cavalier à la Durer, au musée H. Rouvière.

L'année suivante, au décès d'Honoré Fragonard, il postula au concours de chef de travaux d'anatomie... Mais Duméril fut nommé à l'ancienneté puis, Duméril devenant agrégé d'anatomie, le conseil de l'école à l'unanimité nomma Guillaume Dupuytren chef des travaux. Le musée H. Rouvière, rue des Saints Pères conserve une pièce intitulée «Aorte et veine cave» au nom de G. Dupuytren datant de cette époque.

La même année, 1801, après un concours difficile il fut nommé chirurgien en second de l'Hôtel-Dieu. Dès cette époque, il remarqua deux étudiants, Bayle et Laennec, dont il assurera le soutien. En 1802, Bichat décède d'une phtisie aiguë. La légende veut que G. Dupuytren ait dit alors «je respire enfin» et il redoubla ses fonctions multiples d'enseignement. L'année suivante 1803, Dupuytren fonda la «Société d'anatomie» qui persiste deux siècles plus tard. Après une éclipse de 1808 à 1826, due à l'agitation de Th Laënnec, elle fut ranimée par Jean Cruveilhier, lui aussi Limousin, qui la présida de 1826 à 1866[8]. Il est nommé en 1803 Inspecteur des universités.

En 1803, selon la nouvelle organisation de la médecine, (loi du 19 Ventose An XI), comme son contemporain D. Larrey, il soutint sa thèse de doctorat qu'il dédia à son maître Alexis Boyer. Elle était intitulée *Propositions sur quelques points d'anatomie, de physiologie et d'anatomie pathologique*. Dans cette thèse il décrivait les veines des os du crâne et, à 26 ans, il annonçait l'orientation scientifique de ses recherches selon la méthode anatomo-clinique. Succédant à la période de solide formation (1794-1803), la carrière chirurgicale de Guillaume Dupuytren s'ouvrait à l'hôpital de l'Hôtel-Dieu lorsque, après concours, il fut nommé chirurgien adjoint au départ de Giraud en 1806. Il avait 29 ans ! Déjà Dupuytren reconnaissait comme ses maîtres à penser Pinel à la Salpêtrière, Cuvier au Jardin des Plantes et Jean Nicolas Corvisart des Marets (1755-1821) à l'hôpital de la Charité ; né à Dricourt (Ardennes) il était médecin régent à Paris en 1782, médecin expectant à l'hôpital de la Charité en 1786, professeur de clinique interne en 1795 puis au Collège de France en 1796. Il fut premier médecin de Napoléon Ier en 1804, baron d'Empire en 1808, membre honoraire de l'Académie royale de médecine en 1820. Il mourut le 18 septembre 1821 d'une troisième « attaque cérébrale ».

G. Dupuytren considérait que Hunter, Haller et Morgani étaient les créateurs d'une chirurgie libérée du dogme. Le chirurgien en chef était Pelletan, d'âge avancé, préférant le faste des réceptions et la rhétorique académique plus que la vie effacée et rude de G. Dupuytren. Bien que ne partageant pas les conceptions de son jeune adjoint trop remuant à son gré, le vieux chef lui « abandonna le service des femmes ». Profitant de cette indépendance, G. Dupuytren va donner libre cours aux idées nouvelles basées sur les faits observés dans les laboratoires et en clinique humaine. C'était la fin des sophismes et des dogmes. Sous la poussée de l'Empire, l'école fut transformée en faculté, en 1808. L'impétuosité de G. Dupuytren l'obligeait à dominer le temps et les hommes, ignorant l'élégance de la diplomatie. Il savait que A. Boyer et J. Pelletan seraient ses juges lors des prochains concours mais il ne pouvait pas empêcher le cours de sa morgue provocante et de son agressif caractère effaçant les précautions élémentaires du candidat.

Au décès de Sabatier, en 1811, un concours fut ouvert pour la chaire de médecine opératoire qui donna lieu à une rivalité célèbre entre Dupuytren, Roux, Marjolin et Tartra. Marjolin exposa un travail sur les hernies inguinales, Tartra sur la cataracte. Roux exposa un mémoire sur les résections osseuses intra et extra-articulaires travail intéressant reprenant sans les citer les travaux de Victor Moreau (1746-1799) publiés à l'Académie royale de chirurgie en 1782, 1786 et 1789 selon une technique transmise à P. F. Percy et à son fils Pierre Félix Moreau (1778-1846) qui en fit le sujet de sa thèse en 1883. L'importance du concept pour la conservation fonctionnelle du membre n'apparut qu'avec la technique de résection sous périostée décrite par L. Ollier (1830-1890) (F. Chauvin et col. in *Histoire des sciences médicales* 2002/tome 36/n°3 pages 250-251). Dupuytren présenta l'anatomie topographique du périnée à propos de la lithotomie, travail original décrivant une anatomie pratique destinée aux chirurgiens. Finalement, la supériorité de G. Dupuytren fut reconnue, même par J. Pelletan. Ainsi G. Dupuytren fut nommé à la chaire de médecine opératoire le 10 février 1812. L'affaire de la « double thèse » pour ce concours de la chaire de médecine opératoire relève en fait de l'anecdote… s'agissant d'un problème d'imprimeur ayant fait retarder les épreuves du concours de quelques jours mais il n'y a pas en réalité de modification dans la rédaction des deux échantillons que j'ai consultés. Il faut retenir la valeur de cette démonstration d'anatomie topographique du périnée qui a justifié le soutien inconditionnel de J. Pelletan.

Mais bientôt, après l'échec de la campagne de Russie et de la campagne de France, Paris fut encerclé par les troupes ennemies. Le 30 Mars 1814, après sa visite très matinale à l'Hôtel-Dieu,

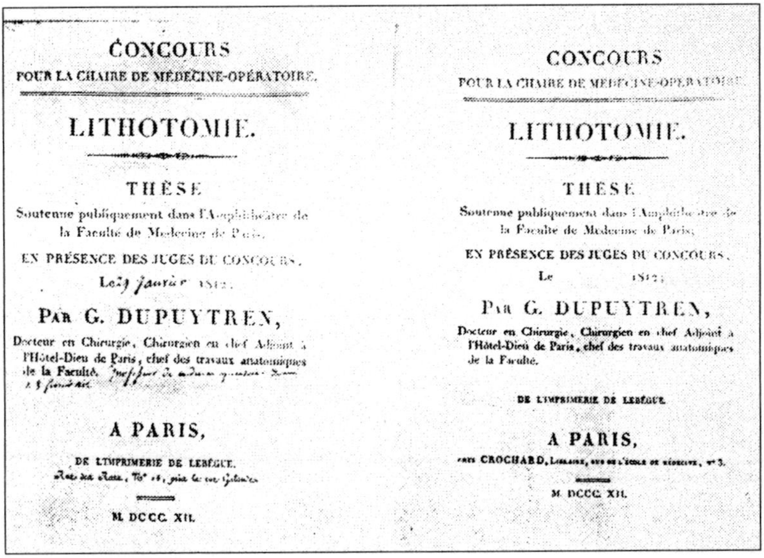
CONCOURS
POUR LA CHAIRE DE MÉDECINE-OPÉRATOIRE.

LITHOTOMIE.

THÈSE
Soutenue publiquement dans l'Amphithéâtre de la Faculté de Médecine de Paris,

EN PRÉSENCE DES JUGES DU CONCOURS.

PAR G. DUPUYTREN,
Docteur en Chirurgie, Chirurgien en chef Adjoint à l'Hôtel-Dieu de Paris, chef des travaux anatomiques de la Faculté.

A PARIS,
DE L'IMPRIMERIE DE LEBÉGUE.

M. DCCC. XII.

CONCOURS
POUR LA CHAIRE DE MÉDECINE-OPÉRATOIRE.

LITHOTOMIE.

THÈSE
Soutenue publiquement dans l'Amphithéâtre de la Faculté de Médecine de Paris,

EN PRÉSENCE DES JUGES DU CONCOURS.

Le 1812;

PAR G. DUPUYTREN,
Docteur en Chirurgie, Chirurgien en chef Adjoint à l'Hôtel-Dieu de Paris, chef des travaux anatomiques de la Faculté.

DE L'IMPRIMERIE DE LEBÉGUE.

A PARIS,
CHEZ CROCHARD, LIBRAIRE, RUE DE L'ÉCOLE DE MÉDECINE, n° 3.

M. DCCC. XII.

**Page de titre de la thèse de G. Dupuytren.**

À gauche, la version originale. À droite, la version remaniée avec le nom de l'éditeur Crochard, celui qui permit à Dupuytren de poursuivre les épreuves dont il aurait dû être exclu.

Dupuytren et ses collaborateurs, J. Cruveilhier (natif de Limoges) et G. Breschet (natif de Clermont-Ferrand) ont «installé leurs quartiers entre les Buttes de Chaumont et de Montmartre pour traiter près de 1200 blessés» selon le compte rendu célèbre de Jean Cruveilhier.[5 et 9]

En 1815, il y avait de graves rivalités à l'Hôtel-Dieu où J. Pelletan voulait installer son fils Gabriel; c'était la guerre des chefs dont les patients étaient des otages (comme la mésaventure de l'ostéosarcome de l'épaule et de l'anévrisme de l'artère fémorale)[16] Après une enquête soigneuse, une commission conclut à la nécessité d'un nouveau chef parmi cinq proposés. La lettre de Dupuytren adressée au père Elisée (Maître Vincent Talochon, frère de Saint-Jean de Dieu), dont Louis XVIII avait fait son premier chirurgien lors de son retour en France, prouve l'action menée pour cette succession: «Je m'empresse de vous annoncer, mon cher et bon Père, que mon affaire a passé au Conseil et qu'elle va être présentée à l'approbation du ministre de l'intérieur. Je vous annonce cet heureux résultat de vos soins et de vos bons offices encore qu'il doive rester secret jusqu'à ce que la signature du ministre ait été donnée. Mon bonheur serait imparfait si je ne pouvais remercier celui à qui je le dois». Le 9 septembre 1815 G. Dupuytren était nommé chirurgien en chef de l'Hôtel-Dieu mais il demandait «que le traitement soit conservé à Pelletan, son vieux maître», ce qui fut fait jusqu'à sa mort en 1829. Dans son éloge E. Pariset[17] dit: «Cependant quand on le vit paraître seul sur les ruines de Pelletan, sur les cendres de Bichat et de Desault, une surprise mêlée d'inquiétude et de défiance s'empara des esprits». Selon un récit de J. Lisfranc recueilli par J. F. Malgaigne, G. Dupuytren aurait dit alors: «Félicitez-moi. Cette place pour laquelle je travaille depuis vingt ans, il n'est au pouvoir de personne de me l'ôter. Je suis chirurgien en chef de l'Hôtel-Dieu». Cette nomination avait exacerbé l'inimitié de A. Dubois, l'accoucheur de l'Impératrice[16]. Selon une légende, Napoléon lors des Cent Jours aurait demandé à Dubois: «Qui y a-t-il de nouveau en chirurgie?» et celui-ci de répondre:» Sire, il y a quelque chose de bien déplorable, Monsieur Dupuytren a réussi à chasser son maître de l'Hôtel-Dieu». Il s'agissait à l'évidence d'une nouvelle preuve de délation à courte vue et de l'enfermement obsessionnel d'un microcosme d'alligators que, malgré son estime pour J. Pelletan, l'Empereur ne retint pas, étant préoccupé par de plus graves soucis annonciateurs de Waterloo.

Ainsi menée au pas de charge entre 1794 et 1815, telle l'épopée napoléonienne, la carrière de G. Dupuytren est parallèle à celle de son premier maître et compatriote limousin Alexis Boyer, à l'hôpital de la Charité. Devenant, à l'hôpital de l'Hôtel-Dieu, chef du plus grand service de France et titulaire de la chaire d'anatomie de son maître P. Desault, il va à 38 ans, créer une école à sa mesure: une main sûre et rapide servant un esprit audacieux mais non téméraire pour appliquer un concept anatomo-clinique. Selon F. Dubois, il était de «haute stature, de maintien réservé, une tête distinguée, un front haut encadré d'une belle chevelure, deux yeux noirs d'un éclat ardent et profond, l'ensemble traduisant intelligence, perspicacité, volonté. Une parole brève et précise, un langage châtié, un caractère inébranlable, une autorité souveraine, tout est réuni pour assurer le triomphe d'une seule passion: la chirurgie.».

Très en avance sur son époque, avant l'ère pasteurienne, ne connaissant pas les micro-organismes, G. Dupuytren, bien que n'ayant aucune preuve scientifique, concevait le risque d'infection nosocomiale, imposant dans son service une propreté impeccable et des règles d'hygiène strictes. Le linge était blanc devant être changé à la moindre souillure. Il n'ignorait pas «qu'une opération place l'économie vivante dans des conditions de débilité qui disposent le malade à contracter toutes les maladies.»

Comme pour Alexis Boyer, le déroulement de la journée de G. Dupuytren était immuablement le même, jours de fêtes compris... Deux siècles avant la loi des 35 heures! Levé vers 4 heures en toutes saisons, il partait vers 5 heures de son domicile, 4 Place de Iéna (devenue place du Louvre) à pied vers l'Hôtel-Dieu, où son arrivée annoncée par une sonnerie déclenchait un branle-bas de combat. Ayant quitté sa redingote et ceint un grand tablier blanc remontant sous les aisselles il allait vers la salle Sainte Agnès vers 6 heures où il faisait l'appel des internes et des externes, car il imposait une discipline très sévère. Il est dit qu'un jour de grand froid, G. Dupuytren avait conservé son chapeau sur la tête. Un étudiant en fit de même. D'un revers de main, le patron décoiffa l'étudiant qui à son tour décoiffa le patron... À la fin de la visite, ils se saluèrent en soulevant leurs chapeaux(16). Pendant les visites qui duraient trois heures, chaque patient était examiné dans son lit par le chef qui effectuait en outre quelques pansements particuliers. Puis, à 9 h 30 avait lieu à l'amphithéâtre une leçon de clinique à propos de l'un des malades vus pendant la visite en salles. G. Dupuytren attachait une grande importance à deux registres qu'il vérifiait fréquemment : celui des observations et celui des comptes rendus d'autopsie. À la fin du cours, il pratiquait le cas échéant une ou deux opérations chirurgicales qui, en ce temps, étaient simples et rapides. Il consacrait la fin de la matinée à la consultation générale et gratuite, ouverte à qui voulait avoir l'avis du patron. Vers 11 heures, il reprenait ses vêtements de ville, « un habit vert râpé, un mauvais chapeau, les chaussettes tombant sur les talons » et rejoignait par le quai des Orfèvres son domicile, à pied, en mangeant un petit pain de deux sous(5). Chez lui il assurait la consultation privée puis se rendait à la faculté ou opérait en ville quelques rares patients. Vers 18 heures il revenait dans son service de l'Hôtel-Dieu pour faire une contre-visite des opérés du jour, pour participer au traitement des urgences et « prendre connaissance du registre d'observation qu'il complétait et corrigeait de sa main »(11).

Totalement investi dans sa pratique chirurgicale et son enseignement, sans aucune préoccupation mondaine, sans intrigue affichée, G. Dupuytren qui a franchi les mouvements de la Révolution, du Consulat et de l'Empire, s'acquitta pareillement de sa charge sous les Cent Jours, la Restauration et la Monarchie de Juillet. En 1820, lors de la création de l'Académie royale de médecine, Louis XVIII le nomma titulaire dans la section de chirurgie et le chargea d'établir le règlement de cette nouvelle institution. En 1823, il fut désigné parmi les trois chirurgiens consultants du Roi Louis XVIII (avec Alexis Boyer et A. Richerand). Au décès de Louis XVIII, le 16 septembre 1824, avec Alibert et Portal, il assista à l'autopsie et à l'embaumement. G. Dupuytren sera ultérieurement le Premier chirurgien de Charles X puis le consultant de Louis Philippe. Le 4 avril 1825, à la mort de P. F. Percy, il fut élu membre de l'Institut de France (par 41 bulletins sur 59 votants) où il a fait d'importantes communications. Au cours des trois journées d'émeutes de juillet 1830, il fit de son service, au centre de l'agitation, un asile pour les insurgés et interdit l'accès de l'hôpital aux policiers. Il récidiva les 5 et 6 juin 1832 lors des émeutes du Cloître Saint-Méry pour les obsèques du général Lamarque en déclarant(11): «Depuis que je suis attaché aux hôpitaux de Paris, sous la République, sous l'Empire ou sous la Restauration… je ne connais pas d'insurgés dans mes salles, je n'y vois que des blessés dont je suis seul responsable.» Il avait la même éthique que D. Larrey. Ces journées d'émeutes ont pourvu l'Hôtel-Dieu de 800 blessés dont 500 furent hospitalisés avec 100 décès, tandis que D. Larrey (in A. Soubiran) comptait au Gros Caillou 1 200 blessés avec 300 morts rapides. Jobert de Lamballe annonçait en 1833, dans son «traité des plaies par armes à feu» 614 blessés dont 352 atteints aux membres inférieurs, les Gardes suisses tirant bas». Ultérieurement, à la maison de convalescence de Saint-Cloud, Dupuytren et Jobert assurèrent l'expertise des blessés survivants des «trois glorieuses» et tarifèrent les séquelles de ces plaies par armes à feu(12).

L'exemplarité de sa pratique quotidienne était le meilleur enseignement pour ses élèves ce qui plaisait particulièrement aux visiteurs américains(19). La richesse des documents accumulés à l'Hôtel-Dieu et son sens didactique lui imposèrent en fait de publier par écrit sur les aspects anatomo-cliniques et thérapeutiques des affections chirurgicales. Il en fut ainsi pour le «Traité théorique et pratique des blessures par armes de guerre», paru en 1834 avec Paillard et Marx, reflétant surtout l'expérience des émeutes de 1830. Il faut rappeler aussi quelques grandes premières : description de l'embolie gazeuse, résection de la mâchoire (1812), section de l'éperon de colostomie par «l'entérotome» (1813), identification d'un abcès intra-cérébral profond. Reviennent à Guillaume Dupuytren quatre acquisitions originales : l'anatomie topographique du périnée (1812), l'aponévrosite palmaire rétractile dite maladie de Dupuytren, les fractures bi-malléolaires du cou de pied, dites de Dupuytren, la luxation congénitale de la hanche (1827). Pour mémoire, rappelons ses travaux sur la cataracte, la classification et le traitement des brûlures, le concept nouveau d'abord direct des plaies du cœur à propos de l'assassinat du Duc de Berry en 1820, qui fut le motif de déplaisants commentaires menés par A. Richerand, notamment à l'Académie royale de médecine.

Il a eu l'idée de ligature première de l'artère sous clavière en 1810 qu'interdit hélas J. Pelletan. La lettre du professeur Delpech de Montpellier, du 24 mars 1813 est significative (Delhoume 9 – p. 397) : «qu'est devenu votre anévrisme de l'artère carotide ? L'opérerez-vous ? Ce serait une bien belle chose, mais ne sacrifiez rien à votre célébrité. Assurez-vous de la possibilité de l'opération. Votre réputation m'est aussi chère que la mienne et vos succès me causeront la plus grande satisfaction». Il semble bien qu'à cette période G. Dupuytren envisageait un travail sur la chirurgie des artères, ayant compris le danger des ligatures temporaires pour les anévrismes des membres. Cette ambition novatrice avait probablement des détracteurs jaloux comme le prouve la lettre de Bouchet de Lyon, du 13 août 1813 (9-p 399) : «Vous êtes, mon cher ami, trop au-dessus des autres maintenant pour trouver dans la capitale de francs et loyaux amis. Je crois fermement que Delpech et moi ferions mieux l'affaire... Chacun dans cette association mettra ses fonds, vous le génie, Delpech la Science, l'activité, moi les faits qui passeront sous mes yeux».

Il imagina un procédé de traitement de la grenouillette, la cautérisation des fistules vésico-vaginales et recto-vaginales, l'ablation des polypes des fosses nasales et du sinus maxillaire, l'excision des polypes utérins, l'excision complète du col utérin néoplasique, l'amputation de la lèvre inférieure carcinomateuse par incision semi-circulaire. Ses travaux anatomiques l'avaient conduit à la description de la physiologie des ligaments latéraux des articulations des membres, au classement des tissus (fibreux, adipeux, séreux, élastiques) et à l'étude du tissu érectile. Ses recherches sur la formation du cal osseux (provisoire et définitif) le conduisirent à imaginer la traction en demi-flexion du membre inférieur dans les fractures du col du fémur et quelques appareils de contention pour les fractures du péroné et du radius. Il proposa aussi la résection partielle d'un fragment osseux pour les fractures non consolidées. G. Dupuytren a laissé très peu de publications écrites mais il enseignait quotidiennement ses élèves à l'Hôtel-Dieu, y compris les «argonautes» cités par G. Richet(19) qui ont eux-mêmes révélé par la suite les idées et les propositions thérapeutiques de leur patron. C'est ainsi qu'il inspira Maisonneuve, Nélaton, et que A. Lembert (1802-1851) attribua à son maître G. Dupuytren l'idée initiale, en 1810, de l'adossement des séreuses par points inversants dans les sutures intestinales. M. Guivarch, dans son livre «A. Jobert de Lamballe»(12) montre que la pratique de cette suture revient à A. Richerand à Saint Louis qui l'a transmis à A. Jobert et J. Cloquet en 1826. Le mémoire de A. Jobert a eu un prix de l'Académie des sciences en 1828. Ses détracteurs ont dit que G. Dupuytren n'avait aucune érudition et que son seul livre était l'Hôtel-Dieu, ce qui est inexact puisqu'il était au courant de ce qui se faisait ailleurs en France ou à l'étranger. Il avait le sens de la responsabilité et ne répugnait pas à souligner sa supériorité lorsqu'il écrivait: «Je me suis trompé, moins que les autres».

La vie à l'Hôtel-Dieu était rude en raison du caractère entier de G. Dupuytren qui affrontait l'effervescence des jeunes collaborateurs. Il en fut ainsi avec Thevenot de Saint Blaise, chirurgien adjoint, en 1824 avec J. Lisfranc et avec R. Marjolin, chirurgien en second qui partit en 1825. En 1823, G. Dupuytren, Tançait, R. Marjolin «Vous êtes là pour me remplacer en cas d'absence ou de maladie, mais sachez que je ne suis jamais absent et jamais malade». À l'inverse il faut souligner l'intérêt porté par G. Dupuytren à ses élèves d'élection. Il fit créer en 1823 un «poste d'aide de clinique» exclusivement à la volonté et disposition du chirurgien en chef de l'Hôtel-Dieu : ce fut l'ancêtre des chefs de clinique. Ce premier poste a échu à Mardochée (devenant Adolphe) Marx nommé interne en 1818, puis à Félix Legros. Lorsqu'il sentit venir sa fin, en 1835, G. Dupuytren voulu orienter vers son cher élève Sanson la succession à sa chaire de clinique. Il n'aurait, sans doute, pas osé récuser Philibert Joseph Roux son ancien rival près de la fille aînée d'Alexis Boyer lorsque ce collègue lui succéda à l'Hôtel-Dieu après sa mort. Laugier et A. Jobert (qui lui succéda comme chef de service en 1849, soit quatorze ans après Dupuytren), bénéficiaient de l'Anesthésie initiée à Saint Louis en 1846. L.J. Sanson succéda à Velpeau pour la chaire de la Pitié, au concours de 1836, après le décès de G. Dupuytren, A. Richerand étant membre du jury. Nommé interne en 1807 il fut l'aide préféré de G. Dupuytren. Il était d'une grande activité, il fut chirurgien sous aide à l'hôpital du Gros Caillou puis il rejoignit les ambulances de la Garde impériale où il se lia d'amitié avec D. Larrey. Nommé au bureau central en 1823, chirurgien en second à l'Hôtel-Dieu en 1825, agrégé en 1830, il fut élu à l'Académie royale de médecine en 1833 puis chirurgien de Charles X. Victime d'injustices, il acquit un caractère aigri, une humeur intraitable, une parole sévère. Au contact du maître il avait appris minutie, prudence, sang-froid, sûreté d'action. L.J. Bégin dans son éloge du 04 août 1841, disait : «la plupart de ses collègues étaient devenus ses amis... La place qu'il occupa auprès du maître dont il était devenu l'émule... Rare assemblage du génie chirurgical». L.J. Sanson brillant chirurgien hospitalier et bon enseignant, atteint vers 1833 d'une infection urinaire puis d'une lésion médullaire paralysante, mourut le 1er août 1841, dans le besoin et ses collègues se cotisèrent pour payer ses obsèques.

Dans sa prescience de novateur, G. Dupuytren a su concevoir pour le progrès de la chirurgie, les avantages de l'anatomie

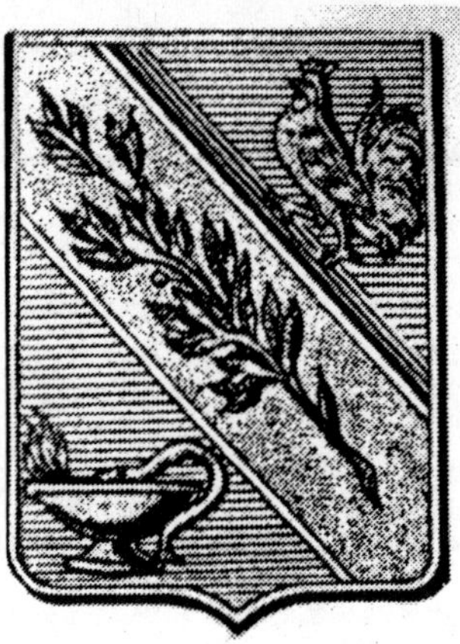

**Les armoiries du baron Dupuytren :**

**« D'azur, à la bande** d'or chargée **d'une branche** d'olivier de sinople, accompagnée en chef d'un coq d'or et en pointe d'une lampe antique allumée de gueules. »

G. Dupuytren, très fier de ce titre, signait sous ses écrits : **baron Dupuytren.**

**Les armoiries du baron Dupuytren**

pathologique et de la physio-pathologie. Il a eu le mérite de solliciter dans ce domaine son élève et compatriote Jean Cruveilhier, natif de Limoges (1791-1874) comme il facilita son autre adjoint Gabriel Breschet de Clermont Ferrand, nommé avec J. Cruveilhier au concours d'agrégation de 1823. Ainsi l'art chirurgical s'engageait sur la voie scientifique.[5 et 16]

La période essentielle de l'ascension du petit provincial limousin au grade prestigieux de chirurgien en chef de l'Hôtel-Dieu de Paris a eu lieu sous le Premier Empire mais la reconnaissance de sa valeur novatrice et de sa puissance didactique ne s'est exprimée que sous la Restauration. C'est à ce titre, pour son honnêteté reconnue et services rendus, qu'il fut élevé par le Roi Louis XVIII au rang de baron le 17 novembre 1821 puis promu Officier dans l'ordre de la Légion d'Honneur. Son titre de baron lui plaisait particulièrement et contrairement à Alexis Boyer il l'utilisait constamment. Quelque temps après la mort du Duc de Berry, la correspondance de G. Dupuytren avec le comte de Pasteret et avec Louis Philippe d'Orléans (11p.180) a du apaiser la rancœur crée par le venin de ses détracteurs et le titre de baron conféré par Louis XVIII, a certainement flatté sa vanité en encourageant sa hargne de puissance. Il en fut de même, en 1823, lorsqu'il apprit par le vicomte de Senonne, Secrétaire général du ministère de la Maison du Roi que, sur proposition de A. Portal, Louis XVIII l'avait nommé premier chirurgien de sa Majesté.

Il a été vénéré par ses élèves comme le prouva le discours de Royer-Collard en 1835 sur sa tombe au cimetière du Père Lachaise qui évoqua en outre les dissensions: «Hélas sa carrière a été bien rude. Puisse-t-il du moins obtenir après sa mort cette justice bienveillante qu'on lui a trop souvent refusée de son vivant». Il a été admiré par de nombreux chefs d'écoles chirurgicales qui témoignèrent leur respect lors de son ultime voyage en Italie en 1834 comme lors d'un voyage à Londres, en 1826, où sous l'autorité d'Astley-Cooper(16), il fut accueilli en «Prince de la chirurgie européenne». Mais il fut étonné et un peu humilié de la fortune immense du chirurgien anglais(11). Le même Astley-Cooper, peu de temps avant le décès de Dupuytren, lui adressa une lettre affectueuse se terminant par «la chirurgie ne cessera jamais de vous ranger parmi ceux qui ont été la gloire de la profession(16)».

Il a subi aussi la violence de détracteurs jaloux au rang desquels figuraient: Geoffroy Saint Hilaire, Laennec, mais aussi des chirurgiens comme son élève J. Lisfranc, A. Dubois, et surtout A. Richerand. Il a connu l'agacement des rumeurs calomnieuses des cours, des salons des antichambres comme dans l'affaire Talma et l'entremise de G. Dupuytren auprès de Monseigneur de Quelen Archevêque de Paris, ce qui justifia la lettre de Dupuytren à la rédaction du Moniteur, le 24 octobre 1826, cinq jours après le décès du tragédien qui avait joué à Erfürt devant un parterre de Rois.(9-16)

Anathelme Richerand (1779-1840), élève d'Alexis Boyer était d'une jalousie effrénée. Il invectiva G. Dupuytren à l'Académie de médecine: «Homme au cœur de glace, encéphale cerclé de bronze, mentant comme on respire et cachant ses erreurs». En 1828, il a été fait baron par Charles X. Ses assistants étaient A. Jobert, J. Cloquet et P.H. Boyer (le fils), P.N. Gerdy.

E. Forgue, dans son « Histoire de la chirurgie depuis la fin du XVIIIe siècle », a écrit à propos de G. Dupuytren, : « Il lit peu, écrit mal, laissera son nom à la fracture bi-malléolaire et à la rétraction palmaire. C'est peu »... Perpétuant ce discrédit, M. Guivarch écrit (p.62 de son livre Jobert de Lamballe) : «Opérateur minutieux et de grand talent, il écartait sans pitié les adjoints trop habiles, J. Lisfranc, Ph. J. Roux, Achille Flaubert, écrasant ses rivaux Pelletan et Marjolin »[12].

S'il a eu des élèves favoris et choyés, il a eu aussi de graves oppositions avec d'autres[16], tel Thévenot de Saint Blaise, en 1814 qui lui reprochait de ne pas l'avoir fait nommer à l'hôpital de la Maison du Roi, ce que contesta Dupuytren dans une lettre célèbre, tel J. Lisfranc (1790-1847) qui disait : « Brigand de l'Hôtel-Dieu, infâme chirurgien » auquel Dupuytren répondait : « Butor assez souvent quémandeur et presque toujours ingrat... un cœur de chien bat quelquefois sous une enveloppe de sanglier ».

Jacques Lisfranc de Saint Martin (1790-1847) fils de médecin, né près de Saint Étienne, passa le concours d'internat des hôpitaux de Paris en 1809. De 1812 à 1815, il partit pour la grande armée de Napoléon. Il fut nommé chirurgien du bureau central des hôpitaux de Paris en 1818. Il partit de l'Hôtel-Dieu et devint chirurgien chef de la Pitié. Il réalisa l'amputation tarso-métatarsienne qui en réalité a été faite avant lui par Villarme, l'amputation du col utérin, l'amputation du rectum par voie périnéale pure en 1825. Sa discorde avec G. Dupuytren fit grand bruit et ne cessa qu'à la mort du maître où devant la tombe il déclara en 1835 : « ce Dupuytren qui m'a fait tant de mal il aimait le grand, le beau et le bon. » Malgré ses succès didactiques il n'obtint jamais une chaire et ses anathèmes permanents détournèrent les élèves. Il eut une fort belle clientèle notamment en gynécologie en déclarant « le médecin meurt de faim ou de fatigue ». Il fut inhumé au cimetière Montparnasse comme Alexis Boyer... loin de Guillaume Dupuytren au Père Lachaise.

Il faut rappeler les attaques ambiguës de R. Marjolin, chirurgien en second de l'Hôtel-Dieu, parti en 1825, dont

Sachele de la Barn (in *Médecins de Paris jugés par leurs œuvres* – Paris 1845) disait: «Ancien dragon du Roi, un chirurgien qui a presque la réputation de Boherhaave, 50 000 livres de rentes, un jardin aussi beau que celui des Hespérides, et pour homonyme, la plus belle des fleurs, le dahlia marjolin, peut croire que tout va mieux dans le meilleur des mondes». À l'Institut de France, il devait aussi subir la hargne de Geoffroy Saint-Hilaire, dénonçant lors de l'élection contre D. Larrey, Ph. J. Roux et A. Richerand: «Les chirurgiens qui ne savent pas sacrifier la clientèle à la recherche scientifique». Les attaques prolongées à l'Académie de médecine après la mort du Duc de Berry furent menées par A. Richerand et D. Larrey. «Il supportait tout sans répondre mais non sans souffrir»(16). Faut-il suivre E. Pariset(17) lorsqu'il dit: «Est-il vrai, du reste, comme on l'a lu dans quelques notices qu'il ne voyait pas sans chagrin, s'élever autour de lui des talents rivaux et qu'aussitôt, il les éloignait, pareil à l'aigle qui, relégué dans son aire, se plaît à mesurer des yeux le désert qui l'environne et ne souffre dans son domaine solitaire ni rivalité ni partage». Pour le situer parmi ses contemporains, il a été comparé à A. Boyer, plus prudent, Ph. J. Roux, plus ingénieux et audacieux, J. Lisfranc, plus expéditif et R. Marjolin, plus raffiné. Mais il ne méritait pas la méchante jalousie de J.-F. Malgaigne: «il ne faut pas prétendre à la gloire quand on n'a visé que la célébrité» (in *Dupuytren. La nouvelle biographie générale* de F. Didot Paris 1856).

Il a toujours obstinément marqué son royaume. Partisan exclusif de la cautérisation, malgré les échecs répétés, il nia le succès de l'opération de l'autoplastie par glissement, proposée par Jobert de Lamballe chez A. Richerand à l'hôpital Saint-Louis pour les fistules vésico-recto-vaginales, «à l'aide de son spéculum à bascule». G. Dupuytren s'assurait facilement quelques publicités par la presse, notamment le Moniteur, les Débats ou le Constitutionnel. Ce fut le cas pour la réalisation de l'amputation du maxillaire inférieur avant son voyage en Angleterre en 1826. Juste avant son retour de Londres, il fit insérer l'avis suivant(16): «M. Dupuytren, Premier chirurgien du

Roi et de l'Hôtel-Dieu est arrivé à Paris, d'un retour de voyage qu'il vient de faire à Londres pour visiter les hôpitaux, les médecins et les chirurgiens les plus remarquables de cette ville. Il a reçu partout l'accueil le plus obligeant et les détails les plus instructifs sur l'état de la chirurgie dans cette grande ville». La lecture du rapport concernant l'attentat du Duc de Berry(16) le révèle flatteur des princes, exhalant l'animosité tenace contre A. Dubois l'accoucheur. G. Dupuytren remettait toujours à plus tard ses écrits personnels, alléguant le nécessaire mûrissement de l'expérience. Il fustigeait le grand traité de A. Boyer en onze volumes rédigé entre 1814 et 1826, la nosographie chirurgicale de A. Richerand (1805), la nouvelle doctrine chirurgicale de Leveillé (1812), les nouveaux éléments de médecine opératoire de Ph. J. Roux. Il pensait quelques fois avoir une idée nouvelle que, plus de lecture, lui eut révélé avoir une antériorité. Il en était ainsi au sujet de Scarpa de Pavie pour la structure des os, les nerfs du cœur, les maladies des yeux, surtout les anévrismes et les hernies entre 1804 et 1809. Au terme de sa vie, G. Dupuytren disait à J. Cruveilhier: «Oh le chien de métier» évoquant les responsabilités professionnelles, les incompréhensions du milieu, le scrupule lancinant de ne pas pouvoir être toujours parfait.

En écho à son maître Pelletan disant «On tire dans notre art encore plus d'instruction des fautes que des succès», G. Dupuytren affirmait «Je me suis trompé, mais je me suis trompé moins que les autres». Est-ce là méprisante suffisance ou regrets d'imperfection?

Des sarcasmes de mauvais goût avaient également salué le refus en mariage d'Adélaïde Boyer, fille aînée du baron Alexis Boyer en 1810, qui lui préféra un autre élève de son père Philibert Joseph Roux (1780-1854). Alexis Boyer appelait G. Dupuytren «mon cher enfant» et ne voulait pas croire les termes de ces lettres du 12 et du 24 janvier 1810, l'avertissant qu'Adélaïde n'acceptait pas le mariage et que, en conséquence il fallait surseoir. Pour bien prouver son attachement à la famille Boyer il proposait d'épouser la seconde fille Gabrielle! Grande

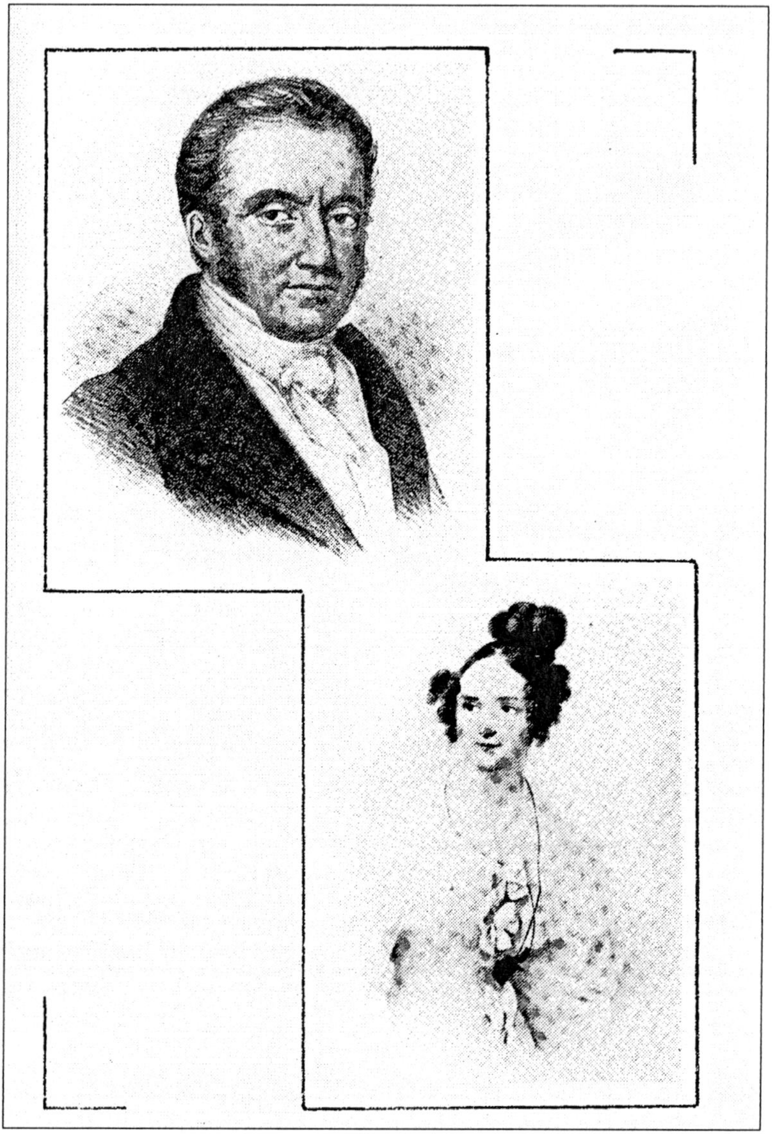

**Le baron et la baronne Guillaume Dupuytren**

fut la surprise lorsque le 25 janvier 1810 G. Dupuytren ne se présenta pas pour la cérémonie. Il n'était pas fautif étant en réalité victime d'un refus au profit d'un rival plus jeune, P.H.J. Roux, élève de A. Boyer. A. Boyer sut oublier le désagrément et conserva ultérieurement son soutien à G. Dupuytren, son élève limousin. Après le désappointement sentimental, le souvenir d'Alexis Boyer, son premier patron de ses débuts à l'arrivée du Limousin natal, l'attendrissait quelque temps mais très vite il élimina les remords sous la vague puissante de son indomptable indépendance alimentée par son terrible dédain et son insolent besoin de domination. Il en fut de même lorsque G. Dupuytren épousa le 17 Mars 1810 Mademoiselle Lambert de Sainte Olive, originaire de Lyon, sa cadette de 17 ans, avec une dot de quatre-vingt mille francs. Au début cette union fut heureuse et naquit Adeline en 1811, la fille unique et adorée de G. Dupuytren. Mais une sombre machination fut montée par Madame de la Valette (Louise de Beauharnais), nièce de l'Impératrice Joséphine[16]. Elle s'était rendue célèbre à Paris en organisant avec succès la rocambolesque évasion de son mari, ex directeur des postes impériales, emprisonné à la Conciergerie en l'attente de l'exécution imminente prévue par les tribunaux d'exception de Louis XVIII. Découvrant ultérieurement l'inconstance de son mari exilé, plus préoccupé par ses maîtresses que par son épouse, elle s'enferma dans une solitude craintive. Elle avait été jadis, la patiente de G. Dupuytren pour un accouchement prévu difficile en raison d'une tumeur pelvienne, mais l'appel à A. Dubois « l'ennemi qu'il ne devait plus voir » avait offensé durablement G. Dupuytren. Dans son désenchantement, elle se prit d'un goût

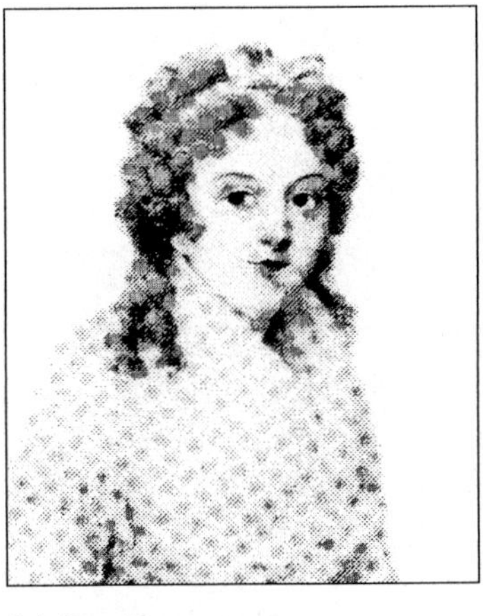

**Adeline Dupuytren**

soudain pour le chirurgien qui « traitait efficacement ses crises nerveuses », leur relation ayant été exposée d'abondance et non sans malignité par le baron Meneval, secrétaire de l'empereur Napoléon Ier (16). La presse équivoque saisit l'anecdote et perfidement dévoila le drame conjugal du baron Dupuytren entre la jalousie de sa femme et la sollicitude agaçante de Madame de la Valette. Madame Dupuytren n'aurait pas pu supporter longtemps son infortune auprès d'un mari qui régnait en déplaisant et qui s'épuisait à l'extérieur en postulant inlassablement des gains de prestige. Muré dans un silence méprisant, Dupuytren chassa son épouse en 1826, 2, rue Joubert mais garda avec lui Adeline qui devait avoir environ 15 ans, sans la moindre récrimination en justice de la mère ! Ce qui accrédita, mais sans preuve connue à ce jour, la rumeur de l'inconduite de la baronne Dupuytren avec « un soyeux Lyonnais ». Les secrets d'alcôve ne furent jamais percés. Adeline épousa le 23 mai 1832, avec une dot de deux millions de francs, Louis-Napoléon, Comte de Beaumont de la Bonninière, Pair de France, général né le 22 Mars 1808 d'une famille de Touraine connue depuis 1191. Ils eurent deux fils : le Vicomte Frédéric de Beaumont et le général Comte Robert de Beaumont dont l'héritier, arrière-petit-fils de G. Dupuytren, ancien président du Comité Olympique International, n'a pas pu assister, en raison de son grand âge, à Limoges en 1977, au bicentenaire de son trisaïeul. À l'occasion du mariage de sa fille Adeline, Madame Dupuytren écrivit à son mari une lettre énigmatique : « ... il y a longtemps que je souffre... je me sens surtout assez de résignation et une volonté assez ferme pour accomplir tous mes devoirs envers vous pour espérer que j'amènerai enfin l'oubli des torts dont nous croyons avoir mutuellement à nous plaindre ». Cette année 1833 fut mouvementée avec l'arrêt de la duchesse de Berry à Nantes, les morts de Cuvier, Portal, Chaptal, Evariste Gallois et du professeur Delpech, chirurgien à Montpellier, tué en octobre par le coup de fusil d'un fou alors que G. Dupuytren avait failli être victime d'une situation semblable en août. En janvier 1833, Madame Dupuytren, rue Joubert avait été victime d'un cambriolage en son absence, après assassinat de sa femme de chambre, d'où un procès d'assises en juillet, éveillant la prolixité des journalistes, ce qui agaça le baron G. Dupuytren.

Les allégations mensongères concernant «son avidité financière» ont été démenties par Sainte Beuve, par de nombreux témoignages populaires et par le comte Claude Henri de Saint Simon, économiste et philosophe, descendant de Charlemagne, arrière petit-neveu du célèbre mémorialiste de Louis XIV. En vertu de quel principe certains ont-ils osé lui reprocher sa fortune légalement et honnêtement acquise par un projet de vie qui lui permit de passer d'un état de misère contrôlé à celui d'opulence dominée? En ce sens, il convient de lui appliquer la réflexion de la Rochefoucauld: «Assez de gens méprisent le bien mais peu savent le donner».

Sa générosité envers les pauvres, sa dignité à l'égard de son vieux Maître Pelletan attestent de ses libéralités comme cette lettre écrite en 1830 à Charles X en exil: «Sire, grâce en partie à vos bienfaits, je possède trois millions. Je vous en offre un, je destine le second à ma fille et je garde le troisième pour mes vieux jours.» Charles X refusa l'offre et manifesta son regret de ne pas l'avoir nommé Pair de France. Il convient également de rappeler deux visites royales à l'Hôtel-Dieu: Charles X en 1824 dont un tableau présente Dupuytren montrant une opérée de la cataracte, et la visite de la Duchesse d'Orléans en 1830.

Par son testament il démontra son souci de bien faire et d'aider les autres (9-16). Après avoir laissé l'essentiel à ses enfants de Beaumont, (héritage estimé à sept millions), il a prévu deux cent mille francs pour créer à Paris une chaire d'anatomie pathologique en stipulant que le premier titulaire en soit Jean Cruveilhier. Cette chaire fut effectivement créée mais à l'instigation du Doyen Orfila la dotation servit à mettre en œuvre au Couvent des Cordeliers un musée d'anatomie pathologique qui est toujours en place et qui porte le nom de Dupuytren. En outre, il avait légué cinquante mille francs à sa commune de Pierre Buffière pour réaliser une fontaine monumentale baptisée Adeline et une rente viagère de cinq cents francs à son cousin Dupuytren, chirurgien à Pierre Buffière pour en assurer l'entretien. Nul ne peut évidemment soutenir ni avarice ni cupidité chez le baron G. Dupuytren dont la fortune s'est faite malgré lui grâce à la gestion personnelle que fit le banquier James de Rothschild en reconnaissance des soins reçus pour un important traumatisme crânien au début de la pratique du jeune chirurgien.

Le train de vie de G. Dupuytren a toujours été simple compte tenu du temps passé à l'hôpital. Outre l'appartement Place du Louvre il avait une maison de campagne en bord de Seine à Courbevoie. « Sorte de folie » du XVIIIe qu'il avait acheté vers 1831 aux demoiselles Morel, filles du doyen des conseillers au Parlement et qui aurait aussi hébergé Louis de Fontanes, président du Corps législatif. Il avait un cocher avec trois chevaux, un domestique, une bonne, une cuisinière et un secrétaire pour recevoir les patients en consultation. Il ne faisait pas de réception. Mais il invitait chez lui, simplement « ayant des bons vins et des plats servis sans apparat » selon le jeune enseigne russe Kazakov qui lui était imposé par l'occupant mais qu'il avait

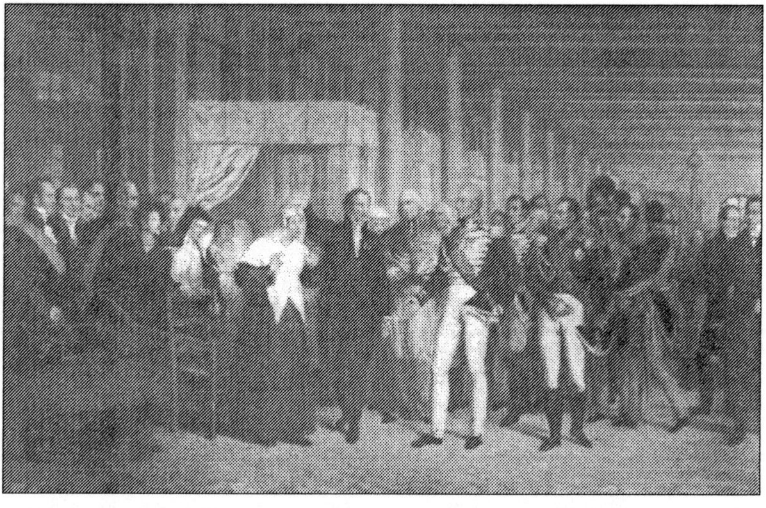

**La présentation d'une opérée par G. Dupuytren à Charles X**

pris en affection. Ce jeune russe s'étonnait du peu de cérémonie[16] auquel G. Dupuytren répondait en bon Limousin : « Je ne suis pas un restaurateur, s'ils veulent venir chez moi, ils n'ont qu'à manger mon pot au feu ».

Dans un relevé personnel en 1831, Dupuytren a mentionné un revenu de cent trois mille huit cent quinze livres. À cette époque, les fonctions hospitalières à mi-temps étaient payées entre 600 et 2 400 francs. Les honoraires de clientèle privée étaient très variables : Jobert demandait trois à quatre mille francs pour une opération importante. Civiale, ancien externe de Dupuytren et non chirurgien a sollicité 150 000 francs pour broyer la pierre de Léopold Ier. À titre de comparaison, un ministre recevait 80 000 francs par an, un ingénieur 60 000 francs, un ouvrier parisien, pour douze heures par jour, entre 900 et 1500 francs. Certes G. Dupuytren a accumulé beaucoup d'argent, sans doute en souvenir de sa jeunesse indigente, mais il n'aimait pas le luxe, s'éloignant des plaisirs et vivant presque chichement ! Pourquoi lui fallait-il envier l'opulence arrogante, tirer le plus d'avantages possibles, arracher aux autres l'espoir de l'égaler ? Dans son éloge à l'Académie des Sciences, A. Gosset a dit : « né pauvre, peut-être prenait-il trop de soucis pour ne plus l'être et cependant il était généreux et désintéressé ».

Malgré sa position prestigieuse de baron et de grand chirurgien, membre de l'Institut de France, membre de l'Académie de médecine. Officier dans l'ordre de la Légion d'Honneur, il a su garder en bon Limousin, le sens du devoir, qu'il rappelait à Esquirol lors de son dernier voyage en Italie, en 1834. Malgré son aspect hautain, il n'avait pas de mépris préférant simplicité, sobriété, dignité. Il respectait les humbles et son personnel hospitalier « adorait le patron », ce que prouva sa présence aux obsèques. Au tumulte des mauvaises querelles dont il fut entouré, G. Dupuytren a opposé le silence. « Sa dignité hautaine n'acceptait pas ces honteuses disputes et son regard ne s'abaissait pas sur ses ennemis »[11].

Il avait conservé peu de contact avec les habitants de Haute-Vienne, son département d'origine, mais au sommet de sa gloire, il fut tenté de se présenter aux élections législatives du 4e collège de Saint Yrieix le 2 octobre 1831 (4-5). Il était recommandé par «les annales de la Haute-Vienne» au prétexte de siéger avec Gay Lussac représentant la zone rurale de Limoges. Joseph Gay Lussac (1778-1850), né à Saint Léonard de Noblat en Haute-Vienne, compatriote et contemporain de G. Dupuytren, était physicien et chimiste, passant lui aussi sans encombre la période révolutionnaire et la Restauration. Il exprima la loi de la dilatation des gaz, la diminution du champ magnétique terrestre avec l'altitude, les lois de la combinaison des gaz en volume. Il découvrit le bore et le cyanogène. Il étudia le chlore et l'iode. J. Gay Lussac comme G. Dupuytren(7), ne fut pas élu député en 1831 car la science faisait peur aux populations rurales et le titre de baron avec sa situation à Paris ne pouvait «qu'agacer une population en mal de lutte sociale». Le Contribuable, journal de gauche, clamait: «Monsieur Dupuytren député!... l'homme damné de la congrégation... qui n'eut pas honte de se faire dévot». Il s'ensuivait le rappel de la messe au château de Saint Cloud où pendant l'élévation, G. Dupuytren fit tomber un volumineux livre d'heures. «Voici Monsieur Dupuytren qui perd ses heures» aurait dit la Duchesse d'Angoulême... «Mais qui ne perd pas son temps», aurait répliqué le Duc de Maillé (in *Gagniere–Guillaume Dupuytren*. Thèse Paris 1834). En fait un homme local avait les faveurs de l'électorat pour le deuxième tour: Gabriel Sulpicy (docteur en médecine), commandant de la garde nationale de Saint-Yrieix, connu pour son opposition aux Bourbons (3-7) tandis que Descoutures formait l'opposition soutenue par le journal «Le Contribuable». Dupuytren subit inévitablement un cuisant échec: il eut 19 voix sur 161 votants contre 41 à Descoutures et 85 à Sulpicy qui fut élu. Indigné G. Dupuytren écrivit: «Je ne pouvais, je ne devais pas m'attendre à être aussi grossièrement injurié que je ne l'ai été dans mon pays natal. Voilà donc détruits à jamais les liens qui m'unissaient à mon pays, ce pays que j'aimais encore bien qu'il ne m'ait jamais donné la plus légère marque d'intérêt». C'était une nouvelle facette du drame psychologique permanent de cet homme qui aspirait à bien faire mais qui avait le génie de s'attirer l'inimitié. Jean Cruveilhier qui était son ami véritable disait: «Il ne connaissait pas l'amour du pays natal qui parle un langage si doux et si impérieux à la fois»(5-8). Cela expliquait sans doute la froideur, voire le dédain pour accueillir certains compatriotes limousins enorgueillis d'une recommandation locale. Puis, la déception passée, il oublia cet incident électoral somme toute mineur au sein d'une vie aussi prestigieuse. L'histoire locale raconte qu'à quelque temps des élections le Député Sulpicy lui proposa de le remplacer ce qu'aurait refusé Dupuytren! En revanche, il est certain que G. Dupuytren(8-9) a fait une intervention pressante à l'Administration des Ponts et Chaussées pour obtenir la «mise en œuvre du Pont Neuf» à Limoges qui au fond aurait pu porter le nom de Dupuytren!

L'épisode électoral de 1831 n'a pas modifié l'activité du chef d'école chirurgicale qui a poursuivi sans relâche la mission qu'il s'était donnée. Le 16 novembre 1833, traversant le Pont neuf, il ressentit les signes d'un léger accident vasculaire cérébral transitoire mais il ne voulut rien changer à ses habitudes professionnelles ni à son mode de vie(16). J. Cruveilhier(5-8) a dit: «Qu'il ne voulait livrer l'homme à la maladie que lorsque le professeur eut rempli ses devoirs jusqu'au bout». Il demanda au doyen Orfila un congé de trois mois et partit faire un voyage en Italie, en 1834, avec sa fille Adeline, son gendre Louis Comte de Beaumont et son petit-fils Robert... tandis qu'il avait confié l'Hôtel-Dieu au fidèle Adolphe Marx né à Paris en 1797, décédé en 1865, ancien interne en 1818, non marié et sans descendance. Se sentant fatigué au Tréport le 17 avril 1834, il écrivit à son père une lettre (mise en vente à l'hôtel Drouot en 1928) laissant prévoir une évolution fatale; il le remerciait de la semonce de 1783 et de l'obligation qu'il lui avait faite d'être chirurgien: «Je m'étais toujours proposé de renoncer à soixante ans à cette vie dévorante mais y renoncer avant ce temps, y renoncer par impuissance de la continuer, descendre de la première place, conquise au prix de tant de peines et d'efforts, voilà qui est douloureux au-delà de toute expression.» Le père, Jean Baptiste, survécut deux ans à son fils Guillaume dont la devise était «la médiocrité est le pire pour l'homme». La mère, dont G. Dupuytren n'a jamais parlé, était décédée le 26 novembre 1832.

Il fit à J. Cruveilhier une confidence:» Quoique disent les indévots, je veux mourir dans le sens d'une religion que je n'ai pas toujours pratiquée mais à laquelle j'ai toujours cru». Au moment de mourir, G. Dupuytren s'est-il souvenu de l'histoire du curé de campagne dont Lacordaire avait fait un sujet de conférence à Notre Dame? Avec brutalité pour surmonter sans doute son émotion, G. Dupuytren aurait dit: «Avec cela on meurt monsieur le curé». Celui-ci, posant une pièce de cinq francs sur la table, rétorqua: «monsieur le docteur, vous eussiez pu me dire la vérité avec plus de ménagement mais la vérité est toujours précieuse et je vous remercie de ne me l'avoir point cachée». Opéré, le prêtre guérit et revint à l'Hôtel-Dieu, aux anniversaires pour rendre grâce(16).

Sentant sa fin prochaine à 57 ans et demi, en 1835, il rédigea son testament, précis, à l'image de sa carrière. Le testament, outre les clauses familiales et les legs que nous avons précédemment signalés, stipulait nettement une autopsie à faire par son élève Cruveilhier et par Broussais. «Que l'on examine mon cœur surtout et l'on y trouvera le siège de ma maladie, la lésion produite par mes chagrins et mes tourments». Il manda à son chevet Anthelme Richerand, l'élève d'Alexis Boyer, chirurgien de l'hôpital Saint Louis, le grand calomniateur haineux, qui, in extremis, se réconcilia. En revanche, il resta impassible lors de l'ultime visite de son épouse agenouillée, attendant en vain des paroles d'indulgence «il évita son regard et par douleur ou par orgueil, il se mura dans le silence»(16). G Dupuytren accepta la mort avec résignation et lucidité. Il mourut le 8 février 1835 avec sérénité et dignité en présence du Comte de Beaumont et de sa fille Adeline dont il tenait la main. L'autopsie confirma les lésions prévues d'infarctus cérébral, de pleurésie bilatérale qui étaient incurables à l'époque et de calculs rénaux.

Les obsèques témoignèrent de l'impact de ce grand chirurgien sur la société de son temps par la foule assemblée à l'église Saint

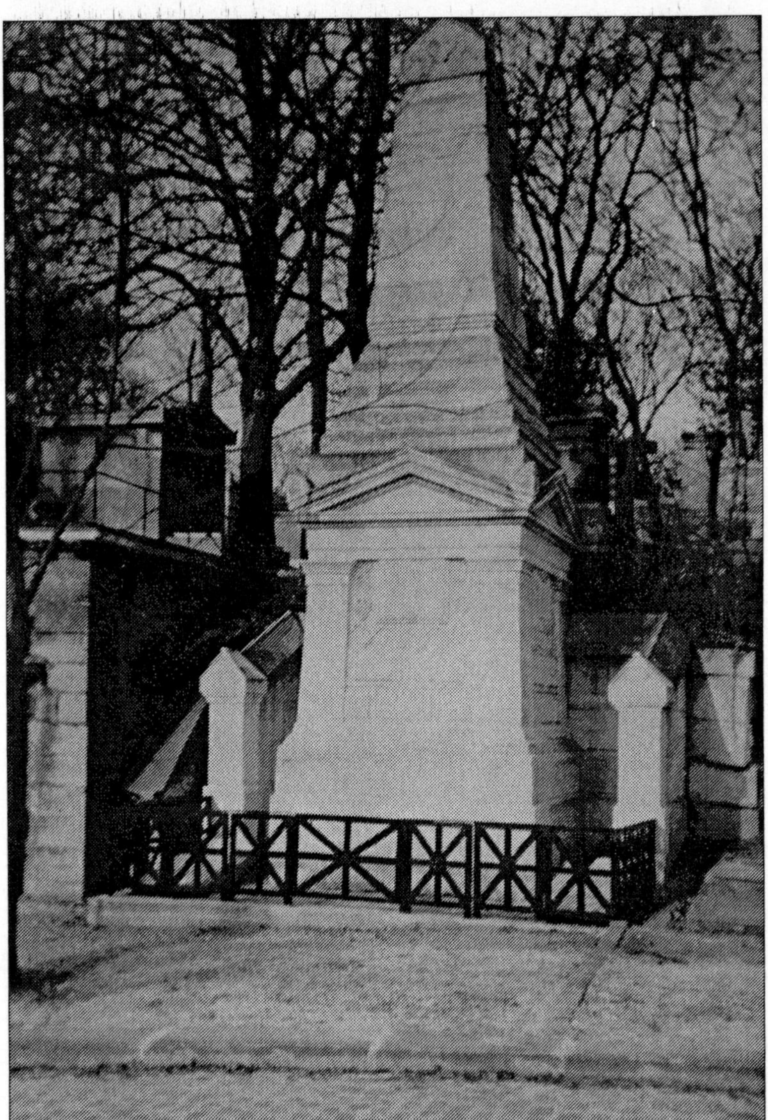

**Le monument funéraire du baron et de la baronne G. Dupuytren**

Eustache. Il est émouvant de rappeler que, comme pour A. Boyer deux ans plus tôt, après avoir dételé les chevaux, ses élèves d'abord, puis des hommes de toutes conditions réunies, poussèrent le corbillard jusqu'au cimetière du Père Lachaise, reconnaissance de tous ceux, riches ou pauvres, auxquels il avait accordé sa bienveillante attention, en soulignant que le baron D. Larrey fit un discours lors de ces obsèques déclarant: « Certes, notre confrère avait assez vécu pour sa gloire mais il est mort trop tôt pour les progrès de l'art qu'il pratiquait avec tant d'éclats et pour l'humanité... les travaux et le nom de ce grand chirurgien resteront gravés dans les fastes de la science ». La notice nécrologique du Journal des débats concluait: « Cet homme marchant le premier partout, souffrait plus de ses chagrins qu'il ne triomphait de sa gloire ». Dans sa tombe le rejoignit son épouse Geneviève Eugénie de Saint Olive, baronne Dupuytren née à Lyon en 1794, décédée à Paris le 20 Juin 1866, soit 30 ans après son époux conservant le douloureux secret de leur mésentente.

La reconnaissance posthume souhaitée en 1835 par son élève Royer Collard s'est manifestée rapidement. À Paris, la célébrité du Musée Dupuytren est universellement connue, et une petite rue de cent mètres porte le nom de Dupuytren reliant la rue de l'école de médecine à la rue Monsieur le Prince. Initialement doté de magnifiques pièces d'anatomie normales et pathologiques ce musée Dupuytren déclina rapidement en 20 ans. En 1856, Pierre Spitzer acheta heureusement la collection de cérisculptures anatomiques, anatomopathologiques et d'obstétrique. Il ouvrit son grand musée place du Château d'Eau, actuellement Place de la République. Après bien des turpitudes pendant 50 ans, ces pièces revinrent finalement par droit de préemption le 20.12.1996 à la Société Anatomique de Paris... qui avait été fondée en 1803 par G. Dupuytren. Les informations concernant ces pièces anatomiques du XIX^e siècle se trouvent dans le travail de Michel Lemire (*Artistes et mortels*, Chabeau, Paris, 1990), et dans l'article de R. Saban, J.P. Lassau et col. (Les collections d'anatomie de l'université de Paris V. Leurs rôles dans l'enseignement de la médecine depuis deux siècles – *Annales de chirurgie* – 2001/126/906-13).

À Pierre Buffière, la mémorisation fut assurée par la pose d'une plaque nominale de rue, complétée par une plaque sur la

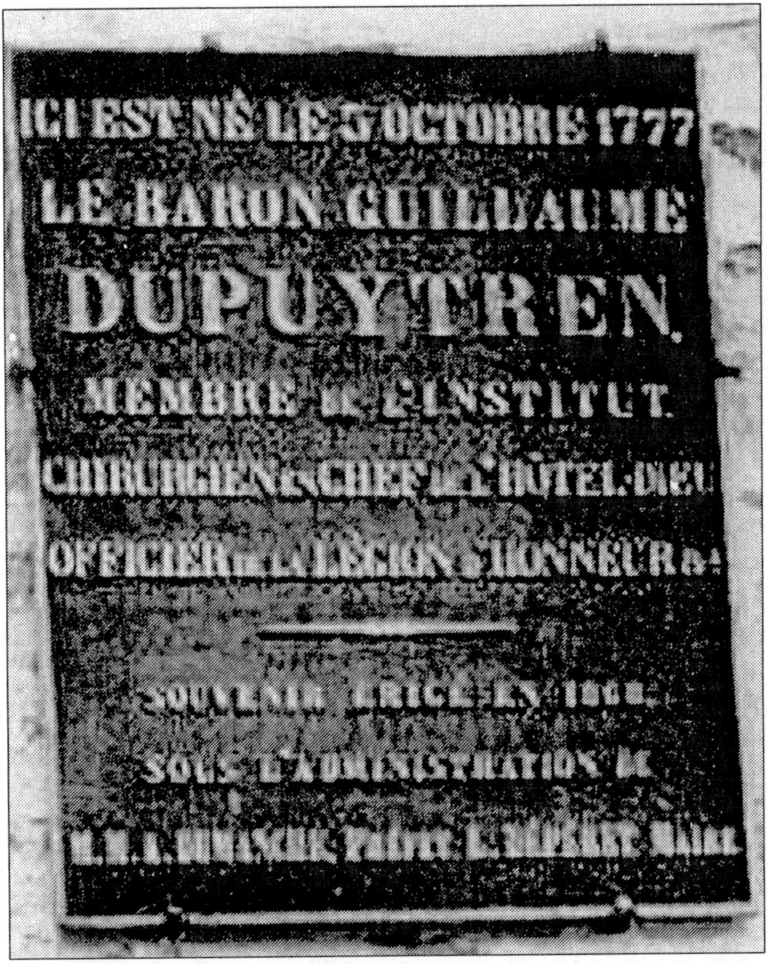


**Plaque de la maison de Dupuytren**

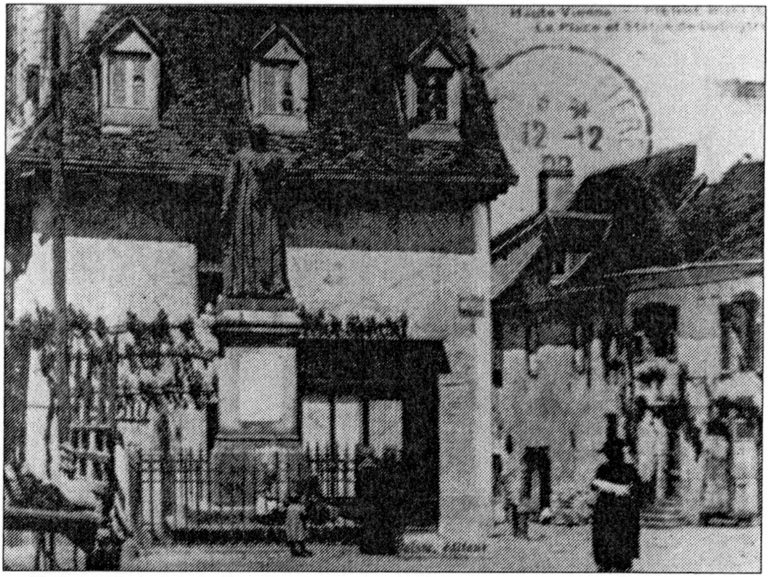

**Statue de bronze de G. Dupuytren, inaugurée le 17 octobre 1869 et enlevée par les Allemands en 1942**

façade de la maison natale au 22, rue G. Dupuytren, par la réalisation de la fontaine Adeline en 1851 pour la somme de 65 923 Francs après deux procès intentés par Madame de Beaumont qui mourut en 1885. Le monument fut mis en place sur le terrain de l'ancien cimetière devenu jardin public avec au sein de la vasque une statue en bronze enlevée par les Allemands en 1942. En mémoire du citoyen célèbre, il y eut installation d'une belle statue de bronze sur la place centrale, inaugurée le 17 octobre 1869 sous la présidence de Jean Cruveilhier son élève ancien président de l'Académie de médecine en 1859, Edouard Cruveilhier, son fils professeur agrégé chirurgien des hôpitaux de Paris, A. B. Bardinet directeur de l'école de médecine de Limoges et le baron Félix Hippolyte Larrey (le fils de Dominique), chirurgien de Napoléon III qui fut président de l'Académie de médecine en 1863. Cette statue que j'ai personnellement connue, était sur la Place centrale du village, juste en face de l'Hôtel des Trois Anges où avait eu lieu le rapt du jeune Guillaume en 1780. Ironie du sort, cette statue fut enlevée en 1942 par l'occupant allemand au titre de la récupération des métaux non ferreux! Elle fut remplacée par un médaillon en bronze du profil gauche du baron G. Dupuytren fixé sur un bloc de granit en 1977.

La municipalité de Limoges a également honoré de longue date la mémoire de cet illustre compatriote puisque depuis le

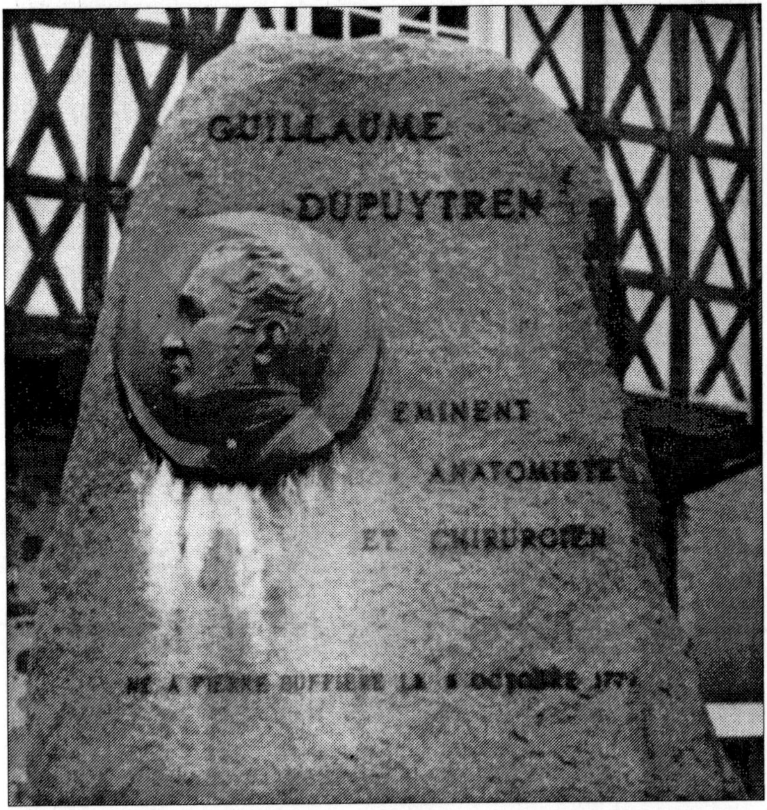


**Stèle actuelle de G. Dupuytren, remplaçant la statue de bronze**

second Empire porte le nom de Dupuytren, une petite transversale du centre de la ville près de la mairie et de l'ancien hôpital Saint Alexis, reliant l'avenue Gambetta à l'avenue du Midi. Mais la consécration a été l'inauguration officielle du nouveau C.H.U. G. Dupuytren le 22 octobre 1977, en terre socialiste, pour le 200ème anniversaire de la naissance du chirurgien de Louis XVIII et Charles X. La cérémonie officielle fut l'occasion du «troisième enlèvement» de G. Dupuytren. Quelques heures avant l'inauguration, on s'aperçut de la disparition de la plaque commémorative en marbre. Avec une célérité surprenante, l'administration fit fabriquer une «simili-plaque» mise en place un quart d'heure avant la cérémonie qui se déroula innocemment! Il s'agissait d'un canular d'internes dit «comité Lisfranc» en souvenir des disputes du maître et de l'élève. La vraie plaque restituée fut scellée 48 heures plus tard et reste en place sans histoire depuis 25 ans.

Sa dignité en fut-elle offusquée, l'âme du baron Dupuytren a dû se gausser, si elle a eu connaissance dans l'année 1977, de l'adresse postale ci-jointe que m'avait communiquée non sans malice, mon ami le sénateur maire de Limoges Louis Longequeue que je livre à votre méditation: «Monsieur Dupuytren, directeur de l'hôpital universitaire – 87000 Limoges».

H. Mondor a écrit (16 p. 112) «Ambroise Paré, Jean Louis Petit, Desault, Dupuytren, voilà la chaîne des grands noms de la chirurgie française où le nouveau titulaire de l'Hôtel-Dieu voulait être digne de figurer et de représenter son siècle». Dans l'éloge de J. L. Petit, A. Louis a dit: «le talent de la dissection conduit naturellement un chirurgien à la perfection dans l'art d'opérer mais la perfection de la chirurgie consiste à savoir s'abstenir des opérations... Connaître les pouvoirs respectifs de l'art et de la nature. Il sait diriger celle-ci quand elle s'égare et aider ses mouvements quand ils sont salutaires» (16 p.112). Telle fut la conception de G. Dupuytren qui avait compris que l'acte opératoire n'était que le pouvoir exécutif final de la pensée créatrice première et que l'appréciation du résultat terminal se jugeait à l'avantage éprouvé par le patient. Respectueux et admiratif de son maître, J. Cruveilhier a écrit: « Généreux soldat de la Science et de l'humanité, il se trouvait toujours au poste du devoir ». Cet hommage de l'élève peut-il estomper les critiques acerbes ?

Au vingt et unième siècle, le problème demeure, avec des technologies différentes, justifiant les recommandations d'un Comité consultatif national d'éthique (C.C.N.E.). Malgré son sens moral et son respect de l'homme, G. Dupuytren, dans sa lutte continuelle contre lui-même, n'a-t-il pas créé une adversité par incompréhension ? C'est ainsi que I. Bourdon (dictionnaire de la conversation Paris 1854), affirme « esclave et martyr de son ambition et de sa vanité... Son regard dur et outrageant aurait fait rétrograder un corsaire tant il imprimait de crainte au cœur des plus audacieux ». Il semble bien qu'Alain Ségal(22) a percé une partie du mystère lorsqu'il écrit: « chez ce persécuté à qui tout réussit, pour réaliser ses idées de suprématie, le corollaire fut une vie d'homme solitaire et misérable ». Il est permis de se demander si G. Dupuytren n'était pas un clone de quelque héros romantique écorché vif incarnant le mythe de Sisyphe dont le pessimisme aurait pu lui faire dire avec le René de Chateaubriand, en 1804 :» En regardant les lumières des hommes, je songeais que sous ces toits habités, je n'avais pas un ami. » ! À moins qu'en écho venu du grand siècle le jugement de la Bruyère ne le confortât dans son flegme de stoïcien : « Il y a un goût pour la pure amitié où ne peuvent atteindre ceux qui sont nés médiocres »

Guillaume Dupuytren, petit bourgeois limousin qui rêvait d'être soldat en l'An II, fut chirurgien malgré lui par soumission à la décision paternelle. Sa bonne volonté aidant ses qualités humaines exceptionnelles, il réussit allégrement une belle carrière de Chef d'école de l'hôpital de l'Hôtel-Dieu de Paris(10), pionnier, au début du XIXe siècle, de la chirurgie raisonnée à partir des faits anatomo-cliniques inaugurant les voies de la physiopathologie et de l'anatomo-pathologie. Il s'était fixé dans l'adolescence un projet de vie pour sa réussite socio-professionnelle qu'il a rempli totalement par sa brillante carrière grâce aux qualités d'un caractère bien trempé. Mais la brutalité de cet homme abrupte risque de ternir son prestige par la réputation injustifiée de caractériel et ombrageux soldat de l'An II ! Il aurait pu prendre pour devise celle de l'école de Saint-Cyr : « S'instruire pour vaincre » parce qu'il avait du caractère, il disait : »Rien n'est plus à redouter pour l'homme que la médiocrité ». La maxime de Chamfort lui convenait bien : « La fortune pour parvenir à moi passera par les exigences de mon caractère ». Nonobstant sa modeste origine, il honora ses compatriotes limousins par sa réussite professionnelle, sociale et financière. Chevalier de l'ordre de Saint-Michel, Officier de l'Ordre de la Légion d'Honneur, élevé par Louis XVIII au rang de baron, membre de l'Académie royale de médecine dont il fut président en 1824 et de l'Institut de France, il devint le chirurgien des Princes et le prince des chirurgiens.

## Bibliographie

1. H. K. Barsky
Dupuytren
A surgeon in his place and time
Vantage Presse 1984

2. I. Bourdon
Dupuytren
Illustres médecins et naturalistes des temps modernes
Paris 1844 P 405-433

3. R. et A. Chamaud
Histoire de Pierre-Buffière
Société historique et archéologique
Briance Breuilh-Ligoure
Slatkine Pierre-Buffière 1995

4. M. Chevassu
Une lettre de Dupuytren au père Elysée.
Histoire de la médecine. 06/11/1943.

5. J. Cruveilhier
Vie de Dupuytren.
In «Les plutarques français»
Bechet Jeune et Laté. Paris. 1841.

6. Dhenninb. Co
Contribution à la bibliographie de G. Dupuytren et de ses élèves;
Thèse Paris, Fac Cochin Port royal, 1972, n° 107.

7. F. Delage – L. de Nussac
Dupuytren et le collège électoral de Saint Yrieix
Ducourtieux et Gout. Édit Limoges 1909

8. L. Delhoume
Cruveilhier
Baillère et fils Édit. Paris 1937

9. L. Delhoume
Dupuytren,
Baillère et fils Édit. Paris 1935

10. Dictionnaire des sciences médicales 1886 (p. 673-674)

11. A. Dufour
Guillaume Dupuytren chirurgien en chef de l'Hôtel-Dieu (1777-1835)
Bull Acad Nat Med 1994/168/n° 9/1039-1050

12. M. Guivarc'h
Jobert de Lamballe.
Collections « Contribution » Édit. Paris 2001.

13. P. Hillemand et E. Gilbrin
Les démêlés entre Dupuytren et Pelletan.
Histoire des Sciences médicales. 1978,12,3.259-264.

14. J.F. Malgaigne
Dupuytren
Moniteur des hôpitaux de Paris 1856 T. 4

15. P. Ménétrier
Dupuytren
Progrès médical 30 novembre 1927

16. H. Mondor
Dupuytren
Gallimard éditeur 1945

17. E. Pariset
Éloge du baron Guillaume Dupuytren
Acad. royale de médecine, séance du 8 août 1835

18. G. Pelletan
Note pour servir de complément et de rectification à la note de monsieur le professeur Malgaigne sur Dupuytren
Le moniteur des hôpitaux. Paris; 1856. '4,159-196.

19. G. Richet
Les argonautes: médecins américains à Paris (1820-1870)
L'internat de Paris, 1er trimestre 2000 (p. 36-37)

20. J. Rochard
Histoire de la chirurgie française au XIXe siècle
J.B. Baillière Édit. Paris; 1875.

21. J.C. Sabatier
Recherches historiques sur la faculté de médecine de Paris
J.B. Baillière Édit. Paris; 1837.

22. A. Ségal
médecine à Paris du XIII^e au XX^e siècle
Hervas édit. 1990 (page 401)

23. A. Ségal, E. Vander Eslst
Qu'elle thèse soutint Dupuytren lors du concours pour la chaire de médecine opératoire en 1812?
(bibliographie) Nonnius vol. IV-V 1986-1987 p; 13-21.

24. P. Tillaux
Histoire de la chaire de médecine opératoire
Asselin et Monzeau. Prais 1890.

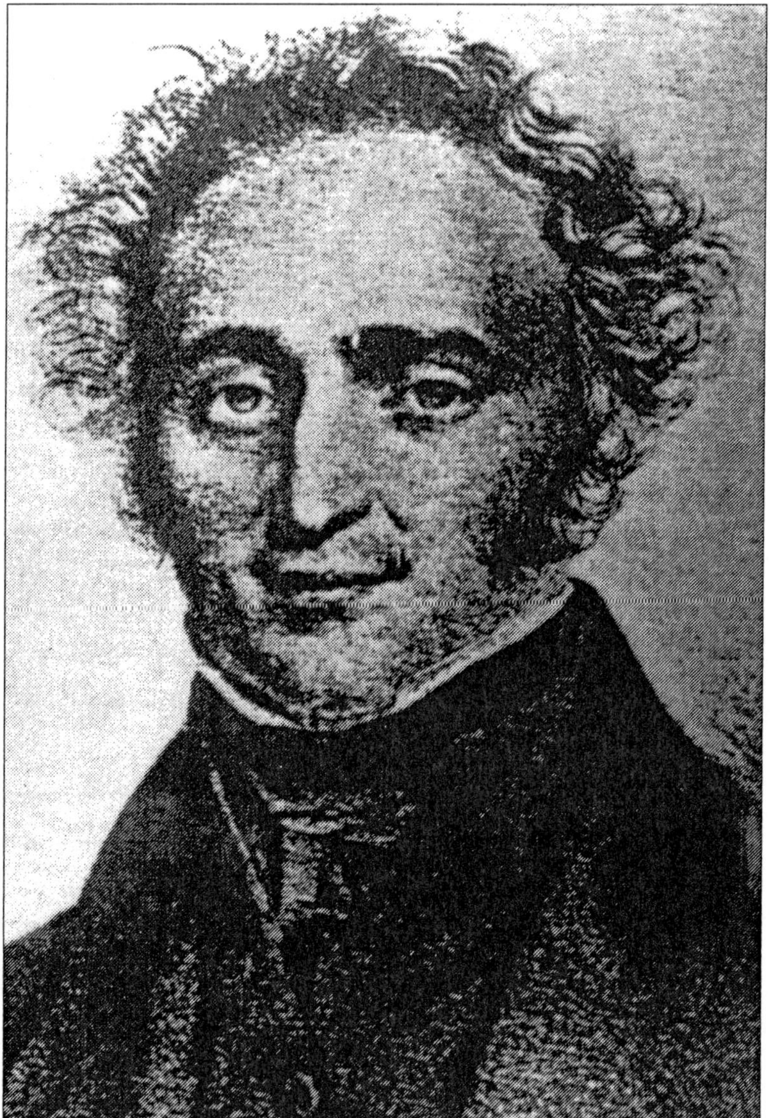

**Jean Cruveilhier**

# JEAN CRUVEILHIER
*(1791-1874)*

Ancien interne des hôpitaux de Paris
Premier titulaire de la chaire
d'anatomie pathologique de Paris
Ancien président de l'Académie de médecine

Jean Cruveilhier naquit le 9 février 1791 Place Saint Martial à Limoges, fils de Léonard Maître chirurgien et Anna Reix. L'acte de baptême en l'église Saint-Pierre du Queyroix mentionne son oncle Jean Reix, Curé de Meuzac (Haute-Vienne) qui refusa de prêter serment à la constitution et fut expulsé en 1792, vers l'Espagne dont il revint après la tourmente pour être vicaire à la cathédrale de Limoges et chanoine théologal, en 1815, jusqu'à sa mort en 1820. Du côté paternel, il faut rappeler François Cruveilhier, curé de Saint-Pierre à Uzerche en 1791, franc maçon et réfractaire à la constitution civile du clergé. De famille très pieuse, sa mère lui inculqua un sens mystique indélébile d'autant plus qu'elle vécut difficilement la tourmente révolutionnaire à Limoges alors que le père, Jacobin impétueux, était parti volontaire aux armées du Rhin et de Moselle comme major de première classe du bataillon de la Haute-Vienne du régiment de Sambre et Meuse.

De haute ascendance la souche Cruveilhier tire son nom d'un fief du Gard de la «maison Bernardus Peletus» dont naquit Raymond Pelet le croisé parti en Terre Sainte, en l'an 1095. À partir de 1550, sans raison connue, un ancêtre s'établit à Meilhards (Corrèze). Petit village, Meilhards, était le centre du marquisat de Philippe de Meilhards, Maréchal de camp qui fit ériger, en 1626, un temple protestant qui fut détruit et abjura sa religion pour devenir catholique. Il se fit enterrer en 1653 dans le cœur de l'église paroissiale datant du quatorzième siècle où le rejoignit son épouse Julie de Salagnac en 1691. Ce tombeau style renaissance, monument classé, existe toujours.

Pendant deux siècles les descendants successifs[(5)] de la famille Cruveilhier naquirent en ce village de 600 habitants et furent inhumés en l'église paroissiale, les derniers étant Étienne (1644-1699), notaire royal[(11)], Antoine (1669-1739) et Joseph (1726-1762). L'inhumation dans les églises fut interdite à partir de 1776. Certains de leurs descendants participèrent à une petite bourgeoisie de cadres révolutionnaires dont Pierre et Jean dans le canton d'Uzerche (3-p 81). On trouve également deux chirurgiens à Uzerche: Pierre en 1736 et Antoine en 1775 d'une branche collatérale de celle de Jean Cruveilhier. Antoine Cruveilhier, Maître sculpteur, inhumé dans l'église Meilhards, eut d'un premier mariage avec Jeanne Dumas de la Maigerie, six enfants dont Jean Marie Cruveilhier, Maître chirurgien, sans descendance, (1700-1750). D'un second mariage avec Antoinette Guilhen naquirent quatre enfants dont l'aîné Joseph (1726-1762), Maître chirurgien (inhumé en l'église de Meilhards) qui épousa Claudine de David de Labadie dont il eut quatre fils. Seul le dernier Léonard a survécu (1760-1836). Il fut le premier de la famille à quitter le village natal de Corrèze, condisciple d'Alexis Boyer à Paris dont il partagea quelque temps la chambre et le lit. Reçu Maître chirurgien à Limoges en 1782, il s'installa en 1785 à Chateauneuf La Forêt (Haute-Vienne). Il partit chirurgien de première classe aux armées de Rhin et Moselle puis à l'hôpital de

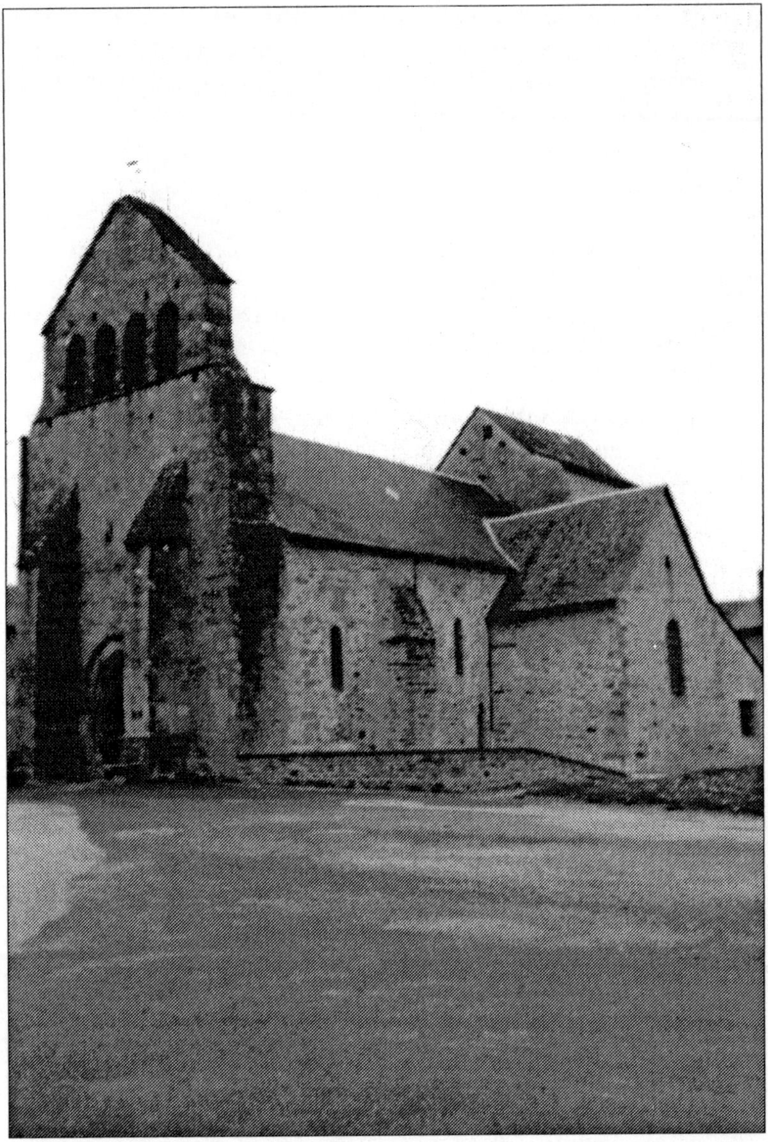

**L'Église de Meilhards**

Choisy sur Seine sur recommandations de P.F. Percy. Il est vraisemblable qu'il connut également à cette époque D. Larrey. Finalement, Léonard Cruveilhier revint à l'hôpital Saint-Alexis de Limoges comme chirurgien titulaire.

Le fils, Jean Cruveilhier, fit ses études classiques à Limoges, à « l'école Centrale » officialisée le 5 mars 1797, jusqu'au 30 août 1804 (ancien couvent de la Visitation) puis au Lycée Impérial nouvellement créé en 1805. Il s'avère d'emblée un excellent élève et à la distribution des prix de 1806, outre de nombreux prix il obtint le prix d'excellence. En 1807 il a le prix d'honneur des belles lettres et des mathématiques, le premier prix de discours latin et de chimie.

La pression de sa mère induisant une vocation sacerdotale, le jeune Jean envisagea une carrière ecclésiastique mais son père

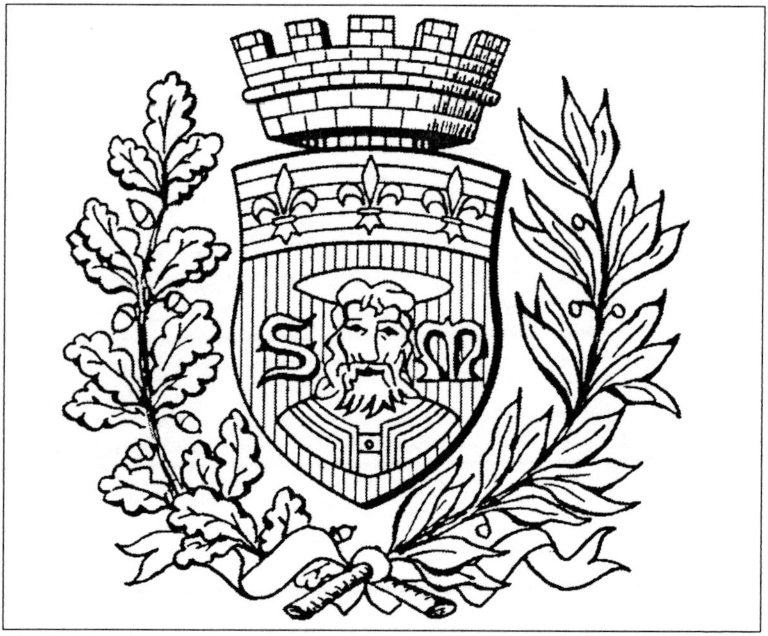


**Blason de la ville de Limoges**

Léonard, ambitieux jacobin, compte tenu de l'évolution des idées de l'époque, et en raison des antécédents familiaux de trois générations de chirurgiens, décida que son fils serait lui aussi chirurgien. Aussi, l'adressa-t-il à Guillaume Dupuytren, Limousin natif de Pierre Buffière, au début de sa gloire dans la chaire de l'Hôtel-Dieu à Paris. L'accueil de G Dupuytren impressionna fort le jeune étudiant qui plus tard aimait à rappeler le souvenir de « Dupuytren s'agenouillant sur le tapis et donnant séance tenante la première leçon d'ostéologie » (2-5). Plein de bonne volonté et pour plaire à son père, Jean Cruveilhier se mit avec ardeur au travail mais le spectacle des dissections d'anatomie le rebutait et son émotion fut insurmontable en salle d'opération ! Sa vocation ecclésiastique s'exacerbant, il se réfugia au séminaire de Saint-Sulpice dirigé par le révérend Emery, se souvenant peut-être qu'au Moyen âge, il y avait eu, en Avignon trois papes d'origine corrézienne : Pierre Roger né à Rosiers d'Egleton (Clément VI), Étienne Aubert, né près de Lubersac (Innocent VI) et Roger de Beaufort, neveu de Clément VI, qui ramena la papauté à Rome sous le nom de Grégoire XI. Mais son père accouru de Limoges, lui imposa autoritairement de reprendre ses études de médecine.

Reçu major du concours de l'Internat des hôpitaux de Paris, en 1811, il entra à 20 ans dans la carrière chirurgicale en passant presque toute la période d'internat à l'Hôtel-Dieu chez G Dupuytren.

Dans la même promotion d'internat, il y avait Jules Cloquet qui avait été élève, en cérisculpture de Laumonier et qui avait travaillé à Rennes, avec Achille Flaubert, ancien prosecteur de Paris. J. Cloquet a été assistant de A. Richerand à l'hôpital Saint Louis de Paris (1815-1829), ayant été nommé à l'agrégation en 1824.

En 1812, J. Cruveilhier obtint le prix des hospices civils de Paris, en 1813 le prix de l'école pratique et le prix de médecine opératoire. Une compréhension totale et une admiration réciproque s'établit entre Dupuytren et Cruveilhier L'élève rédigea la biographie de son aîné et développa le concept anatomo-clinique. Le Maître assura la carrière de son jeune protégé malgré son caractère indépendant. En 1816, Jean Cruveilhier présenta sa thèse dédiée à son père Léonard et à son Maître Dupuytren. Le titre en était: «Essai sur l'anatomie pathologique en général et sur les transformations des productions organiques en particulier». Imprégné par les travaux de X. Bichat et de TH. Laennec, Jean Cruveilhier annonçait sa spécificité pour l'anatomie pathologique suivant l'orientation nouvelle vers une «médecine scientifique» qu'il exprimait par la formule lapidaire: «Les systèmes passent, les faits restent».

Désireux de succéder à son père, il repartit en 1816 au début de la Restauration, à Limoges où il se maria avec Jenny Grellet des Prades de Fleurelles qu'il a connu lors d'une «soirée limousine en pratiquant des passes magnétiques». Elle était fille du Marquis notable banquier de Limoges et administrateur de l'hôpital Saint Alexis (1793-1811)(5). Elle apportait une dot de 30 000 francs... Mais surtout une affection sincère et indéfectible. Ils eurent huit filles et un seul fils Pierre Gabriel Edouard (1835-1906) qui, dans le sillage de son père, sera professeur agrégé et chirurgien des hôpitaux de Paris; il aura pour descendant Louis (1873-1950), chercheur à l'Institut Pasteur.

La généalogie des Cruveilhier a été bien faite par L. Delhoume, jusqu'en 1937. Jean Cruveilhier a eu une riche descendance: un fils et huit filles, parmi lesquels il y a eu sept médecins, anciens internes des hôpitaux de Paris entre 1858 et 1997. Après 1937, j'ai pu identifier le devenir du fils et de trois filles seulement. Le fils, Edouard (1835-1906) a été reçu deuxième à l'internat des hôpitaux de Paris, en 1858, et fut agrégé puis chirurgien des hôpitaux à 31 ans. Il a eu quatre enfants: sa fille Lucie a eu un fils médecin, de ses trois fils, Jean est mort très jeune, Pierre a été prêtre sulpicien, spécialiste en écriture sainte et Louis (1873-1950), interne des hôpitaux de Paris en 1898, consacra sa vie à la recherche à l'Institut Pasteur, au département de la rage. Nous n'avons pas pu authentifier de descendance.

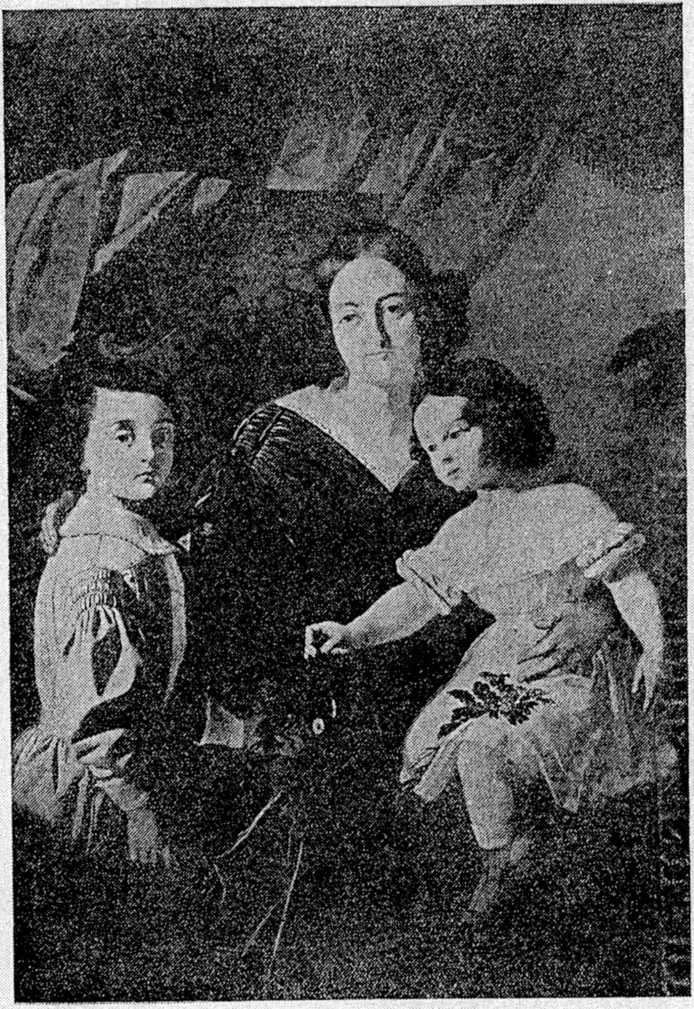

(Peinture d'Année)

**Madame Jean CRUVEILHIER et deux de ses enfants**

(Le garçonnet que l'on voit à gauche est le futur Dr Edouard Cruveilhier ; la fillette épousa le Dr Becquerel, professeur à la Faculté de médecine de Paris.)

Parmi les huit filles de Jean Cruveilhier, cinq ont échappé à notre enquête: Marie Constance (Madame Louvet), Elisabeth (Madame de Perceval), Marie décédée à douze ans, Marthe-Pauline (madame Baron) et Marie Jeanne (Madame Béchard). Pour les trois autres filles, nous avons pu identifier leur devenir.

L'aînée, Elisa Gabrielle épousa Alfred Becquerel, interne des hôpitaux de Paris en 1836, professeur agrégé en 1847, médecin des hôpitaux en 1851. La seconde, Gabrielle Marie, épousa le député A. de Peyramont. La troisième, Anna Marie, épousa Jules Jolly, fils du docteur Paul Jolly (1790-1879) qui avait été membre de l'Académie de médecine en 1839. Jules Jolly et Anna Marie Cruveilhier eurent un fils, Paul Jolly, magistrat à Paris, qui épousa Noémie Vassor; ils eurent deux fils: Jules magistrat comme son père et Justin Jolly (1870-1953), interne des hôpitaux de Paris en 1870, professeur au Collège de France, président de l'Académie de médecine en 1947, membre de l'Académie des Sciences, sans descendance. Il a connu son confrère Limousin (académie des sciences, académie de médecine, collège de France). Arsène d'Arsonval (1851-1940).

La seconde fille d'Anna Marie Cruveilhier et Jules Jolly fut Aline, (1841-1869), qui épousa Wingang Winckler: elle eut une fille Marie (1865-1918) qui épousa Paul Viollet, ancien élève de l'école Polytechnique, officier d'Artillerie, mort pour la France en 1914. Ils eurent un fils, Pierre Viollet (1891-1978), interne des hôpitaux de Paris en 1921, professeur de clinique urologique à Limoges dont le fils, Guy Viollet, né à Limoges, en 1920, interne des hôpitaux de Paris en 1944, professeur, chef du service d'urologie au CHU de Limoges a épousé M.G. Pironneau, (famille d'internes des hôpitaux de Paris). Ils eurent deux enfants, actuellement chirurgiens en exercice: Christian Viollet, né en 1946, interne des hôpitaux de Paris en 1970, Armelle Viollet-Ythier, née en 1947 et interne des hôpitaux de Paris en 1977.

Dès son arrivée à Limoges, en 1816, la clientèle de Jean Cruveilhier est d'emblée importante. En octobre 1816, le Préfet de la Haute-Vienne lui demanda un rapport sur une forte épidémie; il décrit «la fièvre entéro-mésentérique avec ses variantes, ses facteurs évolutifs et les éléments pronostiques»... Il s'agissait de la fièvre typhoïde dont il fit magistralement la description des lésions anatomiques de l'iléon. En 1818, il fut candidat à la direction du Cours d'accouchement de l'hôpital de Limoges mais Thibaut, accoucheur de 65 ans, réputé de longue date, fut désigné. En compensation Jean Cruveilhier obtint la création d'un enseignement d'anatomie selon un arrêté du Préfet Barbin du II janvier 1819. En 1821, le poste de Fray-Fournier chirurgien en chef de l'hôpital (89 ans) fut mis au recrutement pour quatre candidats: Jean Bouteilloux (1791-1862) né à Jabreilles (Haute-Vienne), troisième de la promotion d'Internat des hôpitaux de Paris de 1812, F. Buisson septième de la promotion d'Internat des hôpitaux de Paris de 1810, Jean Cruveilhier, major du concours de l'Internat de Paris de 1811, J. B. Tuiller, également élève de G. Dupuytren, interne des hôpitaux de Paris de 1810, prix de l'Hôtel-Dieu. Il n'y a pas eu de compétition et en fait, Tuiller fut désigné par le Préfet à l'ancienneté!

Sous l'influence de son père Léonard, soucieux d'une meilleure situation pour son fils, et avec l'appui de G Dupuytren, Jean Cruveilhier revint à Paris début de 1823, prêt à affronter le nouveau concours d'agrégation de médecine du 10 novembre 1823 où il fut nommé Major des cinq promus parmi 26 candidats dont G. Andral qui était élève de Lerminier à l'hôpital de la Charité et A. Velpeau qui deviendra le titulaire de la chaire de clinique chirurgicale de l'hôpital de la Pitié (ancien établissement qui était établi sur l'emplacement actuel de la mosquée de Paris). La chaire de médecine opératoire de Montpellier étant vacante, sur le conseil de G. Dupuytren, il part le 24 juillet 1824, dans cette ville. Ne se plaisant pas en ces lieux, dès 1825, J. Cruveilhier avait résolu de revenir à Limoges lorsque G. Dupuytren lui envoie une missive: «Béclard est mort, venez à Paris, vous avez des chances». C'était le début du règne de Charles X, Comte d'Artois troisième frère de Louis XVI (1757-1836).

Présenté par 13 voix contre 5 à Jules Cloquet, et 4 à Gabriel Breschet, il fut nommé titulaire de la chaire d'anatomie, le ministre de l'instruction Grand Maître de l'université étant l'Evêque d'Hermopolis, c'est-à-dire l'Abbé Frayssinous qui avait connu Jean Cruveilhier lors des conférences de Saint Sulpice! Il prit ses fonctions le 10 novembre 1825 tout en disant qu'« il préférait encore à cette robe de professeur l'exercice de la profession médicale dans son pays »(5). Malgré les réticences initiales des étudiants, J. Cruveilhier conquit rapidement son auditoire et se consacra à la rédaction du « Traité d'anatomie descriptive » en quatre volumes parus à partir de 1834. Il y eut cinq éditions dont les deux dernières, avec Marc Sée, comportaient des figures (1862-1867). Des nombreux travaux d'anatomie de J. Cruveilhier, la description du canal brachial qui porte son nom reste définitivement acquise. Le musée H. Rouvière, rue des Saints-Pères conserve 3 pièces disséquées entre 1811 et 1815 : paroi abdomino-thoracique (vitrine 105 N° 893, socle 31) et deux pieds droit et gauche (vitrine 120 N° 242). Grâce à J. Cruveilhier, les pavillons d'anatomie étaient devenus le lieu de rencontre des jeunes chirurgiens et un centre d'entraînement aux nouvelles techniques car il n'y avait pas encore de laboratoire de chirurgie expérimentale.

Jean Cruveilhier, restaura le 12 octobre 1826, la société d'anatomie créée par G. Dupuytren (4-12-1803) qui avait été dissoute en 1808 sous la présidence de Laennec. Il en fit une société vivante où chaque semaine se discutaient des « points obscurs d'anatomie physiologique et pathologique »(12). Il poursuivait ainsi son ambition première d'étude des lésions et des faits. Il fut le président efficace de cette société d'anatomie jusqu'en 1866.

C'est en fait à la chaire d'anatomie pathologique créée par testament de G Dupuytren, que Jean Cruveilhier consacra l'essentiel de son activité à partir de 1836, exprimant dans sa leçon inaugurale « les devoirs et la moralité du médecin » sans emphase mais avec la hauteur d'esprit d'un grand maître. Dans son enseignement et ses écrits, il soutint que la « maladie ne peut pas être conçue sans un substratum matériel qu'il faut découvrir en développant l'étude intime des tissus normaux et pathologiques»... c'était la prémonition de l'immuno-chimio-histologie et de l'écologie cellulaire.

Médecin suppléant à la Maison royale de Santé (20 juin 1828) il devint médecin chef de la Maternité le 24 mai 1830 en remplacement de A.J. Desormeaux puis il fut chef du service de chirurgie de la Salpetrière et de la Charité. Il observa beaucoup de décès par fièvre puerpuérale et le premier il prôna la suppression des grands services à remplacer par de «petites unités avec chambre particulière» et par des secours pour accouchement à domicile. Il avait pressenti les infections nosocomiales! C'est également dans ses services qu'il commença les études sur la phlébite et fit ses expériences sur l'inflammation des parois veineuses et la coagulation intravasculaire. «Si l'étude de la phlébite, écrivait-il, a servi de lien entre l'humorisme aveugle des anciens et l'humorisme relationnel des modernes, il faut aujourd'hui que l'humorisme rationnel réagisse à son tour sur l'étude de la phlébite pour faire disparaître les difficultés qui arrêtent à chaque pas le médecin qui se propose de décrire l'inflammation des veines... La phlébite a une grande importance, puisqu'on la retrouve partout. Elle domine en quelque sorte la pathologie tout entière... Elle a fait revivre, en les interprétant, les mots d'altération du sang, d'infection du sang, que l'école de Pinel avait stigmatisé du sceau du ridicule, et a donné, en permettant de les soumettre à des expériences positives, la solution d'une foule de phénomènes qui échappaient à toute explication, aussi bien qu'à toute théorie.».

Les expériences de Cruveilhier établirent, d'autre part, que toutes les fois qu'un corps étranger est introduit dans les veines, il détermine des phlébites capillaires ou des inflammations circonscrites dans les divers départements du système capillaire où il est arrêté. Ces expériences ingénieuses qui permirent à Cruveilhier d'ériger en loi cette proposition furent vérifiées par Magendie et d'Arcet. Le premier injecta dans le système veineux des particules de charbon, le second des particules d'or et des particules solides de pus. Les résultats furent les mêmes que ceux obtenus avec le mercure par Cruveilhier.

TRAITÉ

# D'ANATOMIE

DESCRIPTIVE

PAR

J. CRUVEILHIER

PROFESSEUR HONORAIRE A LA FACULTÉ DE MÉDECINE DE PARIS, ETC

CINQUIÈME ÉDITION

revue, corrigée et augmentée

AVEC LA COLLABORATION DE MM. LES DOCTEURS

MARC SÉE

CHEF DES TRAVAUX ANATOMIQUES ET PROFESSEUR AGRÉGÉ DE LA FACULTÉ DE MÉDECINE DE PARIS

CHIRURGIEN DES HOPITAUX

ET CRUVEILHIER FILS

Professeur agrégé à la Faculté de médecine de Paris, chirurgien des Hôpitaux.

TOME TROISIÈME

ANGÉIOLOGIE. NÉVROLOGIE

PARIS

P. ASSELIN, LIBRAIRE DE LA FACULTÉ DE MÉDECINE

Place de l'École-de-Médecine

1877

**Traité d'anatomie de Cruveilhier, dernière édition, 1877, en couleur**

ARTÈRE HUMÉRALE. 135

Fig. 32.

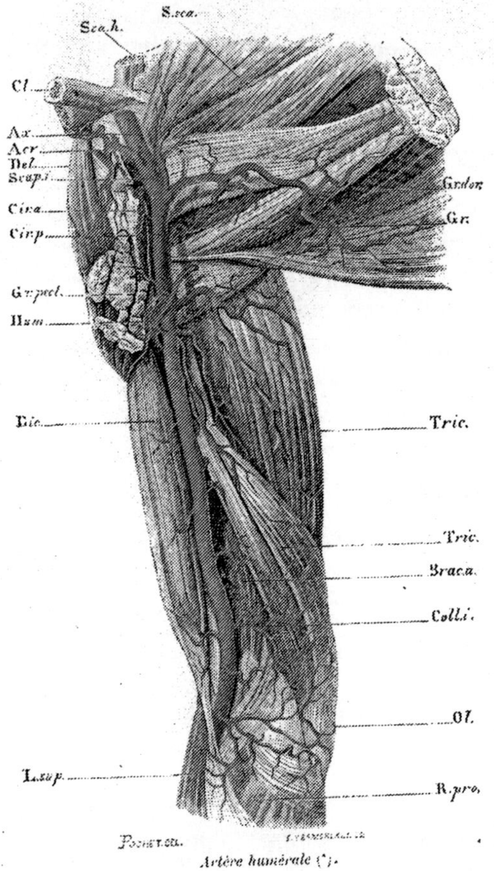


*Artère humérale* (*).

(*) *Cl.* clavicule. — *Sca. h.*, muscle scapulo-hyoïdien. — S. *sca.*, sous-scapulaire. — *Gr. dor.*, muscle grand dorsal. — Gr. *r.*, grand rond. — *Tric.*, triceps brachial. — Brac. *a.*, brachial antérieur. — *Ol.*, olécrâne. — R. *pro.*, rond pronateur. — L. *sup.*, long supinateur. — *Bic.*, biceps. — *Gr. pect.* grand pectoral. — *Del.*, deltoïde.

*Ax.*, artère axillaire. — *Acr.*, acromiale. — *Scap. i.*, scapulaire inférieure ou commune. — *Cir. a.*, circonflexe antérieure. — *Cir. p.*, circonflexe postérieure. — *Hum.*, humérale. — *Coll. i.*, collatérale interne.

déchiré le muscle brachial antérieur, l'artère et la peau, à travers laquelle elle s'était échappée.

**Planche anatomique du canal brachial dans le traité anatomique de Cruveilhier**

Il décrivit les corps fibreux de la mamelle et les distingua des cancers. Il étudia la «péritonite qui arrive comme la foudre irrémédiable cause de mort» et l'érysipèle meurtrier «phlébite capillaire peut être lymphangite». C'était l'époque de l'angoisse chirurgicale face à l'infection qui durera jusqu'à Joseph Lister et Louis Pasteur (5-6-10). J. Cruveilhier enseignait: «Qu'il existe beaucoup moins de fièvres essentielles qu'on ne le croit». En 1870, Nélaton, Trélat, Verneuil devront fermer leurs services, en raison d'une mortalité quasi totale. Ph. Monod Broca (des chirurgiens résistent à Pasteur. In internat de Paris, janvier 1998, p. 28à 32) a très bien souligné que les meilleurs ne voulaient plus opérer parce que «tout suppure» disait Denonvilliers, «rien ne réussit», clamait Velpeau et pour Nelaton «qui triompherait de l'infection mériterait une statue en or». Après sa thèse de 1847, prouvant la contagiosité, A. Guérin, à Saint-Louis chez Jobert de Lamballe prônait l'isolement des infectés. Semmelweiss, à Vienne, avant 1850, n'a pas pu convaincre ni les accoucheurs, ni les chirurgiens de la prévention de l'infection. Révoqué et exilé, il mourut misérablement en 1865. Paul Dubois disait à l'Académie impériale de médecine, en 1859: «la théorie de Semmelweiss semble aujourd'hui tout à fait abandonnée».

Jean Cruveilhier, le premier, isola en 1830 l'ulcère rond de l'estomac(9) appelé maladie de Cruveilhier et le différencia de la gastrite chronique et du cancer. Il décrivit l'évolution et les complications (perforation, hémorragie) avec de belles planches d'illustration dans l'Atlas d'anatomie pathologique, ce qui permit plus tard à Littré d'expliquer la mort d'Henriette d'Angleterre. Il décrivit, le premier, les lésions anatomiques de la sclérose latérale amyotrophique (1835-1842) parlant de «paralysie musculaire atrophique», recherches contemporaines de celles d'Aran et Duchenne(7). Sa passion pour l'approche anatomo-pathologique nourrie par les innombrables observations hospitalières et «les visites chez Morgagni héritées de G Dupuytren»(5) se concrétisa dans l'*Atlas d'anatomie pathologique*, écrit de 1828 à 1840 et qui fut la pièce maîtresse de l'imagerie du XIXe siècle tant vantée par Charcot, contenant plus de 200 lithographies coloriées dont P. Ménétrier[9] disait: «Un tel ouvrage est toujours actuel et ne saurait vieillir» et dont M. Genty évoquait: «Le respect réservé aux bibles et aux incunables les plus précieux»[6].

L'autorité scientifique de Jean Cruveilhier a été reconnue par la plupart des sociétés savantes françaises et étrangères[2 et 3]. Vice-président des médecins de France, élu membre de l'Académie de médecine en 1836, il en fut président en 1859. Le seul échec de sa brillante carrière fut l'impossibilité d'accéder à l'Académie des Sciences malgré trois présentations entre 1842 et 1856 en raison de l'hostilité particulière de Napoléon III, à l'avantage de G. Andral, le 6 février 1843 et à celui de A. Jobert de Lamballe, le 3 décembre 1855. Le décès de son épouse en 1849, après 33 ans de vie commune, ouvrit un veuvage de 25 ans. Ce décès fut à l'origine de nombreuses lettres de condoléances dont celle du général Marbot, de Joseph Récamier et de son épouse, citées par L. Delhoume[5].

Médecin honoraire des hôpitaux au 23 décembre 1856, Commandeur de la Légion d'Honneur le 14 août 1863, professeur honoraire au 3 novembre 1866, trois fois titulaire de la médaille du choléra (1833-1849-1855), il était membre de nombreuses sociétés savantes: la Société philomatique de Paris, fondée en 1788 et définitivement organisée en 1790, qui s'est toujours consacrée exclusivement aux sciences mathématiques, physiques et naturelles, le reçut le 27 décembre 1823. Membre de la Société médicale d'Heidelberg (26 juillet 1825), de la Société médicale de Bruxelles (15 novembre 1829), de la «Regia Taurinensis Academia» de Sardaigne (10 juillet 1828), de la Société des Sciences naturelles de France (7 février 1834), membre titulaire de l'Institut historique» (9 juin 1834), membre associé non résident de la Société royale de médecine de Bordeaux (31 décembre 1837), membre honoraire de la «Société médico-chirurgicale de Bruges» (1er octobre 1839), membre correspondant de la «Société médico-chirurgicale de Turin» (17 juin 1842), membre associé étranger de l'Académie de chirurgie de Madrid (1849), membre honoraire de la «Geselschaft für

Natur und Heilkunde» de Dresde (25 mai 1855), etc. Il fut aussi nommé membre du comité consultatif d'hygiène près le ministère de l'agriculture et du commerce le 11 août 1848.

Au terme de sa carrière, Jean Cruveilhier pouvait être fier de son œuvre dont la quintessence est incluse dans le *Traité d'anatomie pathologie générale* paru de 1849 à 1864 et dédié à G. Dupuytren, créateur de la chaire à Paris «dont la bienveillance m'a désigné pour l'occuper» disait-il[(5)]. À partir de 1866, âgé de 75 ans, il perdit la possibilité d'activité intellectuelle, n'allant qu'épisodiquement dans le service de son fils Edouard à la Salpetrière, se remémorant sans doute ses années de découvertes, fruit d'un labeur persévérant, d'une réflexion continue d'analyses aboutissant à des synthèses créatives (6-7). Bien qu'il aimât passionnément son Limousin natal, il ne put se résoudre à quitter Paris après la retraite en 1866, préférant continuer à fréquenter ses nombreuses relations et à surveiller «l'avenir de son fils Édouard» (1835-1906), ancien interne des hôpitaux de Paris, promotion 1858, professeur agrégé-chirurgien des hôpitaux, comme le suggère la lettre suivante de son gendre M. de Peyramont.

*Assemblée nationale*

*Versailles le 21 mai 1871*

*Mon cher père,*

*J'ai voulu bien souvent vous écrire pour vous demander de vos nouvelles ainsi que de celles de toute la colonie de Sussac qui est groupée autour de vous. Le temps m'avait toujours manqué jusqu'à présent, car nous en avons bien peu pour les choses qui nous seraient agréables, obligés que nous sommes de le consacrer avant tout aux devoirs de toute nature qui nous assiègent.*

*Mais il se présente à moi une occasion si pressante que je ne peux résister au besoin de vous transmettre des paroles que j'ai recueillies hier, et que vous serez certainement heureux de connaître: Edouard m'avait écrit il y a quelques jours pour me demander de savoir auprès du directeur général de l'Assistance Publique s'il était nécessaire qu'il se rende à Versailles pour se mettre à sa disposition.*

*J'ai vu hier ce directeur général que je ne connaissais pas et qui est depuis. quelques mois seulement, à tête de cette grande administration. À peine lui avais-je fait connaître que j'étais le beau-frère d'Edouard qu'il s'est mis à me parler avec empressement et avec un visible plaisir des services d'Edouard pendant le siège, de son activité, de son dévouement, de sa fermeté, portant partout les secours de sa science si sure, et de sa dextérité de mains si heureuse ; ne bornant pas son service à son ambulance de la Salpétrière, mais se portant aussi à celle du Jardin des Plantes et à d'autres encore. Il m'a dit tout cela avec effusion et en termes vraiment magnifiques, que je voudrais pouvoir vous reproduire : « Si j'avais eu, m'a-t-il dit, à classer les médecins et chirurgiens d'après les services qu'ils nous ont rendus, j'aurais certainement donné à M. Cruveilhier le n° 1. Il ajoutera sûrement à l'honneur de son nom. Il ne pouvait pas manquer d'avoir la décoration, car nous l'avions demandée pour lui, et le ministre de la Guerre, de son côté, spontanément, l'a lui a fait accorder. »*

*J'ai dit au directeur général que je me ferais un plaisir de vous transmettre le témoignage qu'il rendait en termes si honorables des services de votre fils, et il a ajouté qu'il était heureux de la satisfaction que vous pourriez en recevoir.*

*Je n'ai pas voulu, mon cher Père, perdre un instant pour vous faire connaître cette conversation, convaincu que vous serez heureux d'en apprendre les détails. Dans la vie si douce et si calme que vous menez, au milieu de la campagne, en ce moment si belle, loin des horribles événements qui s'accomplissent près de nous, les causes d'émotion vous arrivent assez rarement. Celle-ci sera des plus agréables, et je me félicite de pouvoir vous l 'envoyer.*

*… Adieu, mon cher Père, mes amitiés à tous ceux qui vous entourent.*

*Votre Fils dévoué,*
*A. Peyramont.*

*P. S. – On annonce à l'instant à la chapelle du Château, où j'étais venu assister à un salut solennel, l'entrée de nos troupes à Paris par la porte de Saint-Cloud. La fuite et l'arrestation de Rochefort annonçaient bien que nous touchions à la fin de cette horrible guerre civile.*

On voyait circuler « ce vieillard coquet, emmitouflé dans ses fourrures, derrière les glaces d'une élégante voiture, traînée par des chevaux de prix »[(5)]. En 1870, il n'accepta pas de quitter son appartement 3, rue des Pyramides. La veille de l'encerclement de la capitale, son fils réussit à l'emmener à la propriété de Sussac (Haute-Vienne) où il survécut quatre ans, mais assez tristement car « les ressorts de cette belle intelligence s'étaient brisés peu à peu »[(2)]. Entouré des membres de sa famille, il décéda le 7 mars 1874 d'une pneumonie. Les obsèques eurent lieu à Limoges en l'église Saint-Pierre du Queyroix, sa paroisse de baptême en 1791. Il fut inhumé dans la belle chapelle gothique qu'il avait fait édifier au cimetière de Louyat qui existe toujours dans la section 18. Sur sa tombe, Alphonse Barthelemy Bardinet (1814-1874), natif de Limoges, ancien interne des hôpitaux de Paris, élève de Cruveilhier, directeur de l'école de médecine de Limoges, (qui mourut quelques mois plus tard) fit l'éloge de ce « modèle d'honorabilité médicale… qui était une nature honnête et pure en toute chose… qui se donna tout entier à deux devoirs qu'il ne sépara jamais : le soin de ses malades et le culte de la science »[(1)]. Une plaque commémorative avait été apposée sur sa maison natale Place Saint-Martial, mais elle disparut lorsque cette maison fut démolie. Une nouvelle plaque a été installée en 1927 sur le nouvel immeuble reconstruit et qui disparut définitivement lors de la percée de la rue Jean Jaurès. D'autre part, une rue porte son nom à Limoges reliant l'avenue Garibaldi à la rue François Chénieux. À Paris le monde médical donna de nombreux témoignages de respect et d'admiration notamment par voix de presse. C'est ainsi que le XIXe siècle écrivait « un des grands hommes du siècle vient de s'éteindre… la lumière de ce grand bon sens qui était son mérite et la netteté de cette invincible patience qui fut son génie… Il fut bon et brave jusqu'au bout». Dans L'Événement, le docteur A. Cousin concluait: «On peut dire qu'il a été une des plus grandes figures médicales du siècle et que son œuvre incomparable lui survivra, car, comme l'œuvre de Bichat, elle porte le sceau du génie».

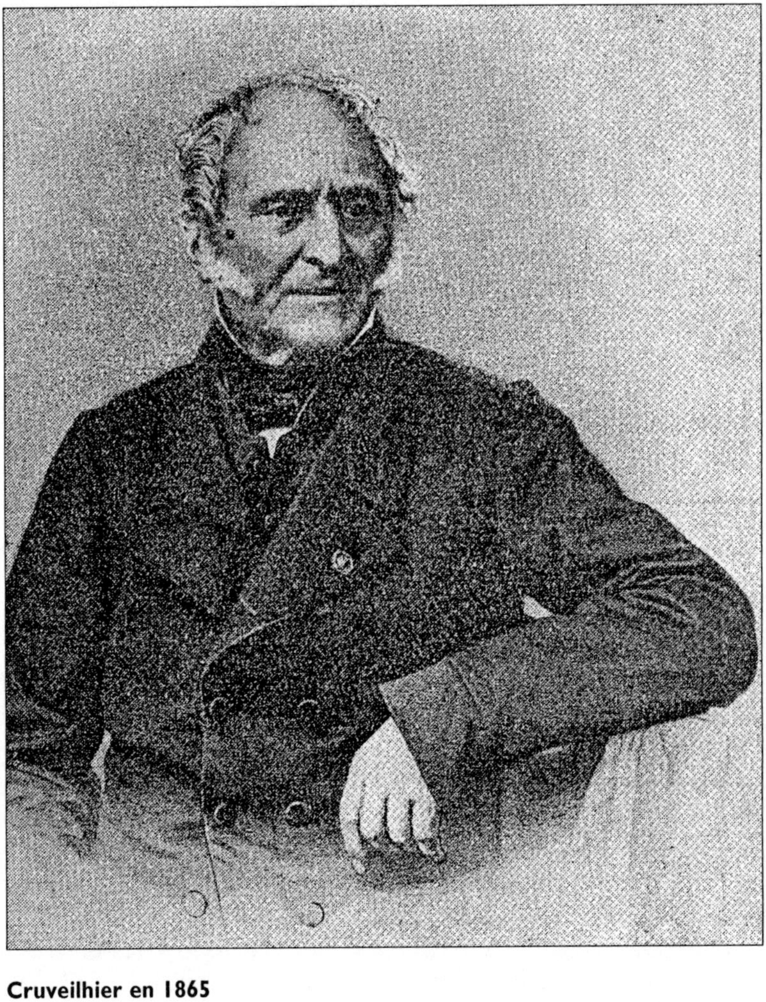

**Cruveilhier en 1865**

Sur le terrain des Cordeliers concédé à l'Académie de chirurgie en 1731, derrière l'ancien amphithéâtre de Joubert, 5 rue de l'école de médecine, existe actuellement encore l'amphithéâtre Cruveilhier, siège de l'Académie nationale de chirurgie grâce à la bienveillante influence de son ancien président Denys Pellerin.

Le testament olographe de Jean Cruveilhier (Maître Thézard notaire à Limoges) prouve la haute piété, la conscience du *pater familias* dans sa conception sereine de la famille, selon la pure tradition limousine (5 p.256-259) «Je meurs comme j'ai vécu dans le sein de l'église catholique, apostolique et romaine... Je laisse l'exemple d'un travail persévérant..... Faire fructifier est souvent plus difficile que de gagner.... Si comme j'aime à le croire, les morts s'occupent des vivants, je veillerai sur chacun des membres de ma famille avec une sollicitude paternelle..... Je désire que ma famille reste en Limousin par le cœur comme par les intérêts... On est toujours riche quand on ne dépense chaque année qu'une partie de ses revenus». À la fin de ce testament Jean Cruveilhier attira particulièrement l'attention de sa descendance sur ce qu'elle devait à l'ordre méthodique de son épouse décédée en 1849, qui avait su faire prospérer les biens familiaux... en fille de banquier. À son décès il laissa une fortune considérable pour l'époque en biens immobiliers à Limoges et en propriétés terriennes à Sussac.

La renommée de Jean Cruveilhier fut considérable, expliquant l'énorme clientèle venant de toutes les couches sociales tant françaises qu'étrangères : familles royales ou impériales, aristocratie, bourgeoisie, notabilités, mais aussi une foule de malades de modeste condition. C'était la rançon de ses qualités d'homme de cœur et de devoir mais aussi de médecin avisé joignant la connaissance des faits au bon sens clinique. Cette clientèle démesurément étendue par sa bienfaisante charité accaparait tout son temps même le dimanche après midi, 3 rue des Pyramides à Paris, surtout s'il s'agissait des pauvres. Il était légitimiste, ayant consulté Charles X et le Comte de Chambord, qui lui adressa son portrait dédicacé(5) mais il accordait son temps à quiconque. Sollicité pour être le médecin en titre de

Napoléon III, il répondit « qu'il le soignerait comme ses malades d'hôpital ». Comme on lui conseillait de faire une visite de courtoisie à l'Empereur, il dit que « s'il n'est pas malade, ma visite est inutile ». Cette attitude déplut naturellement à Napoléon III.... qui s'opposa plus tard à l'élection de Jean Cruveilhier à l'Institut de France. Mais J. Cruveilhier fut néanmoins sollicité comme médecin plusieurs fois par l'Empereur, le Prince Impérial et des membres de la famille.

Il soigna le Maréchal Jourdan (1762-1833) natif de Limoges, connu depuis la victoire de Fleurus (1794) membre du conseil des Cinq-Cents, opposant du 18 Brumaire, nommé Maréchal par Napoléon 1er en 1804, il fit parti de l'expédition d'Espagne avec le Roi Joseph. Après la fin de l'Empire, il devint Pair de France, et après 1830 il fut Gouverneur de l'Hôtel des Invalides dont D. Larrey était chirurgien en Chef. Il mourut d'une tumeur maligne du médiastin, dont Jean Cruveilhier a fait l'observation clinique et le compte rendu d'autopsie.

De même il eut à conseiller le Maréchal TH. R. Bugeaud, Marquis de la Piconnerie, Duc d'Isly, autre natif du Limousin (1784-1849) qui mourut lors de l'épidémie de choléra de 1849 comme Julie Récamier (1777-1849). Dès 1835, J. Cruveilhier fut appelé auprès du Prince de Talleyrand qu'il soigna jusqu'à sa mort (17 mai 1838) participant en outre à sa réconciliation avec l'« église catholique, apostolique et romaine ». Il accompagna bénévolement, jusqu'à sa fin le 4 juillet 1848 Chateaubriand dont le neveu a offert en gage de reconnaissance la collection Petitot « des Mémoires relatifs à l'histoire de France ». Il soigna le Père Jésuite Xavier de Ravigan après le décès de J. Récamier en 1852 jusqu'au 26 février 1859. Le Chancelier Pasquier (1767-1862), fut un de ses plus illustres patients. Il entoura Frédéric Chopin de sa délicatesse jusqu'à sa mort 17 octobre 1849 par tuberculose pulmonaire à 39 ans. À partir de juin 1863, il soigna Alfred de Vigny torturé par un cancer d'estomac dont les douleurs lui firent oublier le message de « la mort du loup ». En août 1861, il reçut une lettre d'Auguste Maquet (collaborateur officiel d'Alexandre Dumas), président de la commission des auteurs et compositeurs dramatiques, en remerciement des soins donnés à Noémie Trochu, arrière petite fille de Racine.

Chaque année il revenait en Limousin expliquant «on traverse Paris pour son plaisir, pour ses affaires, mais le cœur reste au pays natal». À chaque séjour dans sa villa de Sussac, il recevait tous les compatriotes désireux d'avoir ses conseils, véritable caravane venant notamment de Corrèze et il garda d'excellentes relations avec les médecins locaux dont le père du professeur Arsène d'Arsonval (La Porcherie – Haute Vienne), Gay Lussac de Saint Léonard de Noblat: (lettre du 14 mars 1830)(2), Bouteilloux, Buisson, Fraisseix et Nouaille..... Cruveilhier aimait à rappeler les propos de Boerhaave: «Mes meilleurs malades sont les pauvres parce que Dieu se charge de me payer pour eux»(5).

Il avait l'art d'observer et d'exprimer. Sa vaste culture tenait à ses innombrables lectures des anciens et des modernes. «Il avait l'air souriant et gracieux, un visage ovale éclairé par deux grands yeux bruns, avec un front puissant, le nez légèrement aquilin, les lèvres quelque peu sensuelles, dans le cadre romantique des cheveux noirs ébouriffés»(5).

À ses qualités physiques, correspondaient la quiétude de l'âme généreuse, l'égalité de caractère et la foi très vive initiées par sa mère, fortifiées par les conférences de Saint-Sulpice et la transcendance de la «Congrégation de la Sainte Vierge», fondée en 1801 par le Jésuite J.B. Bourdier, qu'il fréquenta avec Bayle et Laennec jusqu'en 1809. En 1814, fut créée la «Société des Bonnes Oeuvres», sous l'influence de l'abbé Legris-Duval, pour porter la bonne parole aux malades des hôpitaux (Charité, Pitié, Saint Louis, Hôtel-Dieu) avec l'appui d'Alexandre Pignier et de J. Récamier. Après 1823, il s'intéressa à la «Société des Bonnes Etudes» pour le milieu étudiant. Il était l'incarnation de l'aphorisme G. Bernanos: «On ne subit pas l'avenir, on le construit».

Elevé dans l'euphorie de l'An II en Limousin, Jean Cruveilhier vécut à Paris la fin du Premier Empire, la période de la Restauration, la chute du second Empire, et mourut en son pays natal retrouvé, après le désastre de Sedan. Envoûté par la « religion catholique, apostolique et romaine » inculquée par sa mère, il transcenda son apostolat avorté par le sacerdoce médical imposé par son père, pour le plus grand bienfait des innombrables patients qui se confièrent à lui. Sa mystique servait d'émollient à sa rigueur scientifique, ce qui lui conférait une indiscutable auréole d'humanité. Dans la première moitié du XIX^e siècle, dans le droit fil de son maître et condisciple limousin Guillaume Dupuytren, il orienta avec une sereine efficacité, le passage de l'art vers la science en chirurgie... Tant il est vrai que « La véritable grandeur est douce et famillière. » (La Bruyère)

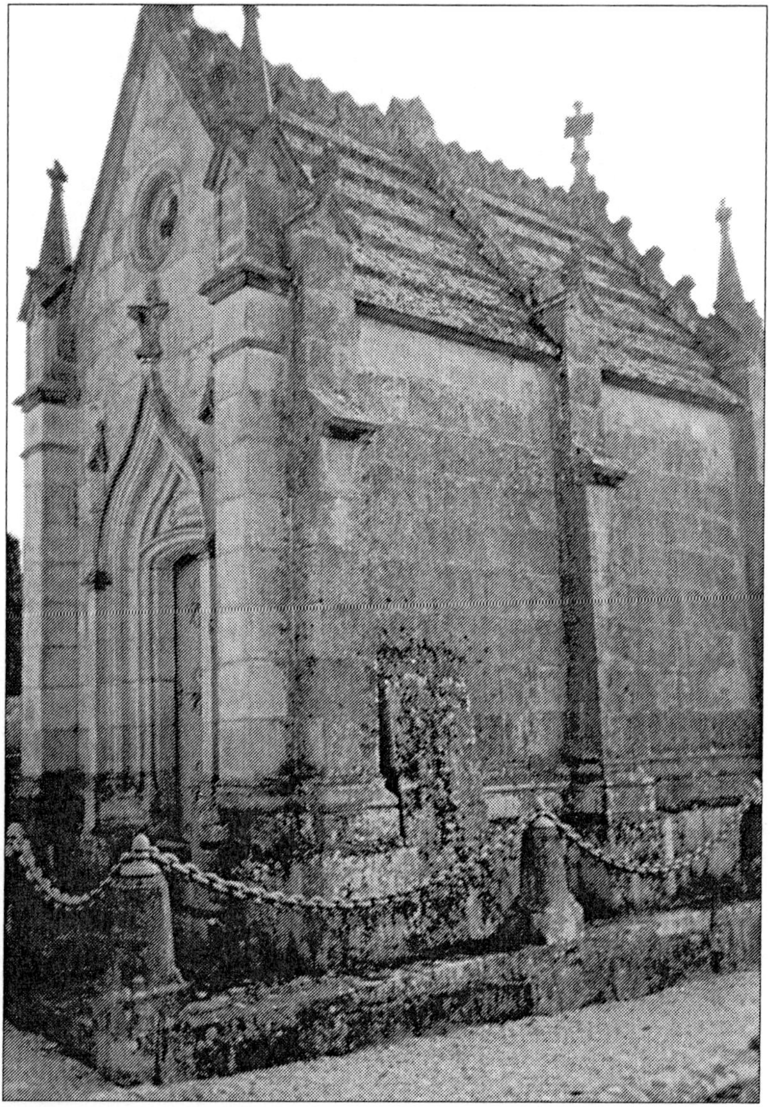

**Tombeau de Cruveilhier**

Cimetière de Louyat à Limoges

## Bibliographie

1. A. B. Bardinet
Discours aux funérailles de Jean Cruveilhier
L'union médicale 1874/17/436-438.

2. J. Béclard
Éloge de Cruveilhier
Mémoires Académie de médecine 4 mai 1875/31

3. L. Bournazel.
Le pays d'Uzerche (tome 2)
Limouzin Édit. Tulle 1987

4. M. Combet
Uzerche et ses environs
Res universis. Édit. Paris 1991

5. L. Delhoume
Jean Cruveilhier
Baillère et Fils Édit Paris 1937

6. M. Genty
Jean Cruveilhier
Les biographies médicales Baillère Édit Paris 1934

7. Ch. Laségue
Cruveilhier Sa vie scientifique. Ses œuvres.
Arch. Gén. de médecine 1874/1/594/599

8. M.M. Maccary
Châteaux en Limousin (la Corrèze)
R. Dessagne. Édit 19972.

9. P. Ménétrier
Cruveilhier 1791-1874
Progrès médical 5 mars 1927

10. Monpart
Cruveilhier
Journal de la santé 26 octobre 1902/n° 981/321-322

11. J.B. Poulbrière
Dictionnaire des paroisses-Diocèse de Tulle (tome 2)

Chastrusse Édit 1965 (P 184-186 Meiehards)

12. G. Roussy
Éloge de Jean Cruveilhier
Association d'anatomie pathologique et d'anatomie normale chirurgicale. 1926. N° 9

13. Ph. Séguin
Louis Napoléon III
Grasset Édit. Paris 1990.

# Synthèse de l'œuvre scientifique du trio chirurgical limousin à Paris

« L'exemple seul rassemble… l'acte seul compte. » (Olivier Guichard)

Il y a quatre périodes chronologiques des actions chirurgicales à Paris du trio limousin :

- 1774 à 1794. Alexis Boyer est le premier pionnier solitaire franchissant sans encombre l'agitation révolutionnaire à l'hôpital de la Charité.
- 1795 à 1810. Guillaume Dupuytren s'insère dans l'Histoire chirurgicale de la Révolution et du Premier Empire, formant avec son Maître A. Boyer un solide duo.
- 1811 à 1833. Après la nomination de Jean Cruveilhier à l'internat des hôpitaux de Paris, les trois générations solidaires dominent le milieu chirurgical parisien de la Restauration.
- 1835 à 1870. Après le décès de A. Boyer (1833) et G. Dupuytren (1835), Jean Cruveilhier reste seul mais sa réputation, fruit de son humanité et de son bon sens reste éclatante au temps de Louis Philippe et de Napoléon III.

Au terme de l'étude analytique de la vie et de l'œuvre de nos trois Limousins devenus chirurgiens célèbres à Paris au XIXe siècle, il est légitime d'essayer de faire la synthèse des points communs reliant ces pionniers des temps modernes de la chirurgie en amont du XX^e^ siècle. Nous considérerons successivement :

- les hommes (généalogie et caractère)
- le monde chirurgical (évolution des concepts et des moyens, les principaux chirurgiens contemporains).
- les corrélations de l'évolution du milieu chirurgical et de la vie du trio limousin
- l'enseignement de la chirurgie à Limoges au XVIII^e^ et XIX^e^ siècle
- les bases scientifiques de la chirurgie au XIX^e^ siècle.

## Les hommes

### Les origines familiales

En raison de leurs nombreux ancêtres chirurgiens pour G Dupuytren et J. Cruveilhier on peut invoquer l'atavisme ... Mais existe-t-il des marques génétiques pour pratiquer la chirurgie ? Il est plus raisonnable de dire que les pères de G. Dupuytren et de J. Cruveilhier ont fait le pari d'une bonne insertion socio-professionnelle dans une catégorie ayant l'espérance de l'avenir compte tenu du présent s'annonçant favorable à la promotion des gens du tiers-état au décours de la France de Louis XVI. Ils ont eu raison de s'opposer à l'ambition militaire de Guillaume Dupuytren et à l'enthousiasme mystique de J. Cruveilhier qui ont réussi une œuvre considérable en chirurgie par bonne volonté et discipline acceptée.

Alexis Boyer, lui, n'avait aucune raison de s'orienter vers la pratique chirurgicale. Fils de petits artisans de village (père tailleur d'habits et mère mercière) sans instruction, saute-ruisseau chez un notaire d'Uzerche, il eut la mystérieuse révélation d'une vocation éblouissante en regardant travailler un chirurgien barbier dans son officine de village ! Lui seul a été volontairement au-devant de son destin, à pied d'Uzerche à Paris, comme D. Larrey, de Toulouse à Paris, quelques années plus tard par la même route royale, Toulouse-Paris, et comme les maçons de la Creuse contés par Nadaud, alors que G. Dupuytren et J. Cruveilhier furent contraints par leur famille à s'initier à un métier qu'ils redoutaient et qui même les rebutait au début de leurs études devant la consternante vision des cadavres pour dissection et l'hallucinante ambiance des actes dits chirurgicaux. Ainsi, par des motifs différents, nos trois Limousins issus de familles modestes du tiers-état ont été conduits à une passion commune, la chirurgie, à laquelle ils consacrèrent leurs vies pour réaliser le succès d'une œuvre novatrice chacun avec des talents différents mais finalement complémentaires.

## Les caractères

À quelques nuances près, A. Boyer, G. Dupuytren et J. Cruveilhier, avaient le caractère fort en quelque sorte rustique hérité de leurs ancêtres notamment des Lémovices, qui donnèrent par leur fierté difficile à mâter, du fil à retordre aux nombreux envahisseurs de leur territoire limousin, qu'il s'agisse des Wisigoths, des légions romaines, des razzias sarrasines, ou des Anglais jouant les conquérants d'Aquitaine.

Pour comprendre l'âme, la vie et l'œuvre de nos trois Limousins à Paris, il faut se souvenir que le Limousin était le pays des émailleurs et des arts du feu mais aussi le berceau des troubadours dont la poésie et la langue rayonnèrent sur la « France d'Oc ». La rudesse du climat et des conditions d'existence a façonné au fil du temps, une mentalité rurale dont les vertus de prudente sagesse, sacralisation du travail, soucis d'économie et vigilante entraide, dominaient manifestement sur l'entreprise audacieuse et l'innovation. Une lueur de christianisme, mêlée de paganisme, de terreur légendaire et de magie dangereuse, donnait à cette âme paysanne un clair obscur favorisant l'esprit mystique du Moyen Âge comme l'élan anticlérical du XIX$^{e}$ siècle. Ainsi s'explique la multitude des confréries telles celles de Saint Martial et de Saint Aurélien, et des congrégations religieuses, notamment les Pénitents de toute couleur. Dans ce pays, à la fois chrétien et païen, les innombrables saints, les légendes et les superstitions expliquent les ostentions tous les sept ans en Haute-Vienne et la lunade de Tulle, la veille de la Saint-Jean.

La « familha » était régie par la règle du « Clan » et la domination matriarcale, séquelles des « déesses mères », était en pratique plus efficace que l'apparence de patriarcat officiellement accepté. Il en fut ainsi pour G. Dupuytren sous la férule d'un père autoritaire et d'une mère ambitieuse comme pour J. Cruveilhier, dominé par un père jacobin impétueux et envoûté par une mère dévote. Ces deux familles étaient de petite bourgeoisie pauvre mais ambitieuse. A. Boyer, lui fils de petits artisans, de souche vraiment paysanne, était moins dominé ; livré à lui-même dans l'étude du notaire ou l'officine du barbier d'Uzerche, il était plus sollicité par les nouvelles colportées par les marchands ambulants, les informations de la Presse débutante et des messageries, sans compter l'énorme brassage des populations rurales, fréquentant les multiples foires à partir de 1757.

Nos trois Limousins avaient en commun la même résistance psychologique, doublant leur robustesse physique ce qui leur a permis d'affronter la dérision voire la misère de leur basse condition initiale. Cette même disposition d'esprit a soutenu leur farouche volonté de réussir en persévérant sans cesse dans l'effort permanent... la rage au cœur de Rastignac ! G. Dupuytren avait la sèche volonté de dépasser les autres et d'arriver au premier rang si besoin « en force », sentiment que lui avaient inculqué ses parents sans douceur, sinon sans affection, alors que A. Boyer gardait un caractère paisible quelque peu naïf des gens de la terre et que J. Cruveilhier relativisait sa soif de savoir par un paisible élan mystique. Ils ont aussi su garder leur âme de terrien des contreforts du Massif Central entre idéalisme et réalisme, fiers sans orgueil, volontaires sans entêtement, ayant le respect des malades de toute condition notamment des plus démunis trouvant refuge à l'hôpital public, sachant prendre le temps de leur parler et de leur témoigner intérêt sinon compassion. Si en fin de carrière ils ont connu les honneurs ils n'en ont pas pour autant renier leurs origines de modestes provinciaux et ils n'ont jamais fait tapage de la fortune acquise dans l'honneur et la moralité. On a reproché à Alexis Boyer d'être pingre… quelle erreur, à l'égard de celui qui a tant soutenu les membres de sa famille et de celle de sa femme à Amiens ! On a taxé Guillaume Dupuytren d'être « avide d'argent »… quelle injustice contre celui qui ne « faisait pas payer les pauvres » en donnant gratuitement des consultations ! Et Jean Cruveilhier auquel on a reproché son clientélisme alors que, à Paris, même le dimanche, comme à Sussac, il recevait gratuitement des cohortes en mal de réconfort.

Nos trois Limousins ont eu la même réaction à l'égard de l'argent : après avoir connu, étudiants, les affres du pauvre, ils ont apprécié l'aisance de la fortune sans jamais jouer les parvenus ni les flambeurs. Il faut se souvenir du testament de Jean Cruveilhier : « on est toujours riche quand on ne dépense chaque année qu'une partie de ses revenus ». On peut appliquer à nos trois Limousins la remarque de Marcel Guivarc'h[(12)] : « On ne se sent pas honteux d'être riche quand on a connu l'humiliante culpabilité d'être pauvre » … sans oublier la confidence de A. Louis à R. Desgenettes « je n'ai été heureux que dans ma jeunesse quand mes succès n'avaient pas encore éveillé l'envie ».

À cette époque, nombreux étaient ceux qui s'adonnaient à l'art chirurgical, venant de famille modeste. Ce fut un grand mérite de la Révolution de leur permettre d'élever leur condition professionnelle par leur caractère volontaire et la valeur de leur travail. Comme nos trois Limousins, leur contemporain A. Dubois, accoucheur de l'Impératrice Joséphine, rappelait à Dermée (cité par H. Mondor) qu'il avait eu des débuts difficiles : « D'abord malheureux aventurier, je devins clerc de procureur, de notaire, de greffier au Parlement, abbé tonsuré, étudiant en médecine, étudiant en Droit… » et le Franc Comtois P. Desault, peu fortuné, que le caractère bougon et l'esprit mathématique, incitèrent à la vocation chirurgicale en échappant, en 1756, à la carrière ecclésiastique.

Malgré la tendance anticléricale issue de la Révolution et de l'avancée des «lumières», nos trois chirurgiens limousins ont conservé la marque de la «Religion catholique, apostolique et romaine», mentionnée de surcroît dans leur testament respectif. A. Boyer a toujours été «religieux», respectant les pères de l'hôpital de la Charité. G. Dupuytren n'a jamais été athée, contrairement à l'allégation d'H. de Balzac et J. Cruveilhier, fidèle du séminaire de Saint Sulpice, a toujours puisé réconfort dans sa foi, n'ayant pas à se plaindre du soutien de l'évêque d'Hermopolis.

Enfin, le dernier trait commun de leur caractère était le bon sens des terriens ayant gardé de l'argile à leurs sabots. Leur raisonnement logique partait des faits pour acquérir connaissance par pragmatisme sans spéculation intellectuelle. Ce concept appliqué constamment à leur pratique expliquait chez nos trois Limousins la démarche scientifique identique pour leurs trois générations: de l'anatomie morphologique comparée à la sémiologie clinique, pour aboutir à l'interdépendance de l'explication anatomo-pathologique et à la compréhension de la maladie. Il leur a manqué les renseignements du microscope pour la connaissance des tissus. Il est regrettable que G. Dupuytren n'ait pas pris garde au livre du chirurgien allemand Dieffenbach sur la transfusion sanguine, transmis par son ami Humboldt à l'esprit polyvalent, ce qui aurait pu assurer une prééminence scientifique dans la compétition mondiale. Il restait à franchir le pas vers la médecine expérimentale qui fut quelques années plus tard, l'œuvre de Claude Bernard, Gabriel Andral et François Magendie.

Nos trois Limousins avaient donc en commun ce que l'on a appelé le «tempérament chirurgical» : constater les faits sans idée préconçue, avoir une attitude décisionnelle adaptée et rapide, surmonter le désagrément et l'appréhension, reconnaître l'échec et l'analyser pour éviter à nouveau l'erreur, accepter le dénigrement rançon du succès, mépriser la jalousie calomnieuse, avoir la capacité physique et morale de résister à la fatigue, conserver le sang froid devant une situation imprévue et dominer l'adversité, au besoin «par un coup de gueule».

Par l'organisation méthodique et répétitive du rythme quotidien ils ont pu réaliser le progrès constant de leurs connaissances. Leur frugalité alimentaire n'avait d'égale que leur sobriété vestimentaire. Leur refus de l'étalage de mauvais goût des réceptions abusives correspondait à la commune éducation du petit peuple provincial. Tout au cours de son Histoire, le trio a été solidaire dans l'action, selon le sacro-saint principe agraire de l'entraide.

Par leurs qualités didactiques ils ont su apprendre leur savoir à leurs élèves. Leur caractère de chef d'école, imposait respect et discipline pouvant revêtir certaine brutalité chez Guillaume Dupuytren qui était plus craint qu'aimé et que ses détracteurs présentaient comme caractériel aigri, alors que la bonhomie d'Alexis Boyer facilitait les relations au point que ses élèves disaient « le père Boyer » et que Jean Cruveilhier bénéficait d'un charisme mystique en énonçant : « Les systèmes passent, les faits restent ».

En raison de ses fortes relations dans le milieu médical, Honoré de Balzac aimait développer dans ses écrits ses thèmes favoris du « surhomme » en proie à l'incompréhension du vulgaire et à la réussite finale par courage et ténacité. Dans « La peau de chagrin » il évoque en fait François Magendie lorsqu'il écrit « le docteur Maugredi pensait que le meilleur système médical était de n'en point avoir et de s'en tenir aux faits ». Il participait ainsi à la critique du dogmatisme classique qu'il s'agisse de l'art médical ou de la littérature.

Le 3 janvier 1836, Honoré de Balzac inaugurait sa prise de possession de la « Chronique de Paris » par la publication de *La messe de l'athée*. Cette nouvelle était à l'évidence inspirée par la légende du célèbre chirurgien de l'Hôtel-Dieu de Paris qui venait de mourir, Guillaume Dupuytren, présenté sous le pseudonyme de Desplein avec les origines limousines, les difficultés de l'étudiant, la carrière du grand patron, et « les obstacles que la haine, l'envie, la jalousie, la calomnie ont élevés entre le succès et lui ». Permettant d'esquisser la fresque de l'étudiant pauvre, l'affectueux dévouement de « l'Auvergnat » exprime la subordination des autres à la réussite d'une vocation, thème cher à Balzac. Autre marque de l'humanisme balzacien est la formule «tout génie suppose une vie morale»... et «des hommes assez forts pour grimper sur un sommet quelconque après avoir piétiné longtemps dans les marécages de la misère». Pour magnifier la destinée de l'homme supérieur, Balzac ne pouvait pas, à son époque, trouver meilleur exemple que celui de Guillaume Dupuytren auquel on peut appliquer la maxime de Malraux: «L'homme n'est pas ce qu'il cache, il est ce qu'il fait».

## Le monde chirurgical environnant les trois chirurgiens limousins à Paris

### Concept et pratique de la chirurgie du XVIIIe au XIXe siècle

Il y a quatre périodes chronologiques:
- *avant* 1789: prééminence de la chirurgie;
- *de* 1789 *à* 1800: démolition et restructuration de l'enseignement et de la pratique chirurgicale;
- *de* 1800 *à* 1846: évolution scientifique;
- *de* 1847 *à* 1870: avènement de l'anesthésie, de l'asepsie et de l'antisepsie.

Pendant quatre siècles a dominé Guy de Chauliac, qui illustra la faculté de Montpellier. Né vers 1290, déclaré maître en médecine et en chirurgie en 1325 avec deux ouvrages souvent réédités: *Le Guidon* et la *Grande chirurgie*. L'anatomie était la connaissance fondamentale et les blessures du corps humain par fait de guerre obligèrent les chirurgiens à s'instruire pour s'adapter à l'évolution des conséquences des plaies. La première faculté de médecine date de 1220 à Montpellier et sa cadette à Paris en 1253.

Trois siècles plus tard, Ambroise Paré (1509-1590), chirurgien de quatre rois de France (dont Henri III) fut à l'origine d'une nouvelle chirurgie, par son activité considérable auprès des blessées de guerre. On lui attribue l'invention de la ligature artérielle lors des amputations, mais en Espagne on prétend que ce geste revient à Abulcasis, chirurgien andalou en 1310.

Contemporain moins connu, Pierre Franco (1500-1578) a été un « beau génie chirurgical » selon l'expression de Malgaigne. En 1825 Richerand écrivit « la chirurgie française naquit au XVIe siècle des travaux de deux hommes de génie, Ambroise Paré et Pierre Franco ». Né à Turriers près de Sisteron « barbier inciseur de talent », contemporain d'André Vésale (1514-1554), il bénéficia de l'humanisme toscan à l'occasion des guerres d'Italie de Charles VIII et Louis XII. Dans son livre *Au gré du vent* (1995) mon ami Laurent Pedinielli écrivit : « chirurgien praticien de génie [...] il fit trois découvertes essentielles : la chirurgie herniaire (support du sacet du cordon), la taille périnéale latéralisée pour le calcul de vessie et l'accouchement par forceps ». Huguenot persécuté, ne parlant pas latin, il ne fut pas admis par la confrérie de Saint-Côme. À l'inverse d'Ambroise Paré, il n'a pas eu la chance d'être glorifié au XIXe siècle par les barons Larrey et Percy.

Jusqu'en 1789, l'organisation des études chirurgicales était simple, l'union des trente confrères du Collège de Saint Côme et des 120 maîtres de la corporation des barbiers-chirurgiens de Paris, ayant été reconnue par lettre patente de Louis XIV en mars 1656. Un arrêt du 7 février 1660, avait officialisé « la communauté des barbiers-chirurgiens de Saint-Côme » dont le premier barbier du Roi était Régent. Charles François Félix de Tassy dit Félix devint le 6 août 1668 premier chirurgien de Louis XIV donc garant de la communauté de Saint-Côme. Le neveu de Félix, Jean Pontier, né en Avignon, était chirurgien major des armées de Terre et de Mer, connu en zone méditerranéenne pour « sa rapidité et son habileté à étudier les blessés [...] montrant sa fermeté et son sang froid ». Il mourut à Toulon en 1694.

Dans l'Histoire de l'Académie nationale de chirurgie, Marie Véronique Clin et Denys Pellerin, en 1996, dans « le corps blessé» ont bien exposé l'évolution de «Saint-Côme à l'Académie: la fistule, l'anthrax, la pierre». La guérison de la fistule anale de Louis XIV, par Felix en novembre 1686, permit des relations privilégiées entre le Roi et la communauté des barbiers-chirurgiens, ce qui se renforça 10 ans plus tard, lorsque, après consultation de Mareschal «maître de la Charité» à la demande de Felix et Bessière, l'incision cruciale permit la guérison de l'anthrax de la nuque du monarque. Spécialiste de la lithotomie pour lithiase vésicale de réputation européenne, Mareschal «tailla la pierre» de Fagon, dans sa maison de Versailles, avec succès, malgré le «mauvais risque». Avant son décès en mars 1703, Félix désigna Mareschal comme son successeur qui exerça désormais sa juridiction sur toutes les communautés de barbiers-chirurgiens et il était le chef de la communauté de Saint-Côme.

Par prudentes étapes de 1724 à 1757, Germain Pichault de la Martinière et Mareschal de Paris, François Gigot de La Peyronnie, de Montpellier imaginèrent de fonder une «Académie de chirurgie» sur le modèle de «l'Académie des sciences» organisée en 1666 par Colbert, pour mettre un terme à la supériorité protectrice ou ricanante des médecins (9 p.113). La «Société académique de chirurgie» acceptée par Louis XIV tint sa première séance le 18 décembre 1731 sous la présidence de Mareschal dans l'amphithéâtre de la communauté de Saint-Côme avec 68 des 70 maîtres convoqués. En effet dans la parcelle de terrain cédée par les franciscains du couvent des Cordeliers (acte du 16 juin 1691) il avait été décidé de construire un amphithéâtre pour «démonstration de dissection et opération». Ce fut l'origine de l'amphithéâtre octogonal sis actuellement au n° 5 de la rue de l'école de médecine (75006) édifié par Charles Joubert, architecte réputé de l'époque et Henry Meurisse confrère de la communauté de Saint-Côme «homme de goût très versé dans les arts». La première pierre fut placée le 2 août 1691. Dans son testament du 18 avril 1747, La Peyronnie affectait «sa terre de Marigny à la communauté des chirurgiens de Paris à l'avantage de l'Académie royale de chirurgie». Le Roi signa les lettres patentes le 2 juillet 1748 qui furent enregistrées par le Parlement de Paris le 22 juillet 1748. Le premier tome des *Mémoires de l'Académie royale de chirurgie* fut publié en 1743. La charte de cette Institution avait été faite en 1743 par le chancelier d'Aguesseau né à Limoges (1668-1751).

L'amphithéâtre de Joubert abrita l'Académie royale de chirurgie de 1731 à 1775 date de la prise de possession du nouveau bâtiment édifié par J. Gondouin (1774-1775) à la demande de Louis XV. Étonnée et satisfaite par cette prestigieuse installation l'Académie royale de chirurgie fit don au Roi de son petit amphithéâtre construit par Joubert pour la communauté de Saint-Côme et qui fut remis à l'école royale de Dessin en raison de l'excellence de l'éclairage.

L'Académie royale de chirurgie fut, à partir de 1743, la prestigieuse école de réputation européenne, sous l'impulsion de ses présidents: Mareschal, La Peyronnie, La Martinière et Andouillé. Le premier correspondant étranger fut élu en 1732, Cheselden, chirurgien du roi d'Angleterre dont le portrait (toile à l'huile) surveille constamment encore en 2003 les séances de l'Académie nationale de chirurgie du haut de son perchoir du 1er étage!

La tempête révolutionnaire par idéologie égalitaire supprima toute fonction médicale. À l'initiative du constitutionnel Pierre Allarde, ancien maître de forge, est votée le 17 mars 1791 une loi supprimant toute juridiction corporative. Au prétexte que «le savoir est une aristocratie, l'instruction un privilège» le 20 août 1793, fut signifiée la «loi portant suppression de toutes les académies et sociétés littéraires patentées et dotées par la nation». L'université, comme la Société royale de médecine est annulée par décision de la Convention vingt thermidor an III (8 août 1793). Il n'y eut plus dès lors d'enseignement médical officiellement. Les hécatombes des actions militaires, les ravages des épidémies engendrèrent une situation sanitaire tellement inquiétante, qu'en 1794, fut décidée la reprise d'un enseignement médical et en décembre furent créées trois écoles de santé à Strasbourg, Montpellier et Paris, qui devinrent écoles de médecine. L'enseignement était centré sur la pratique hospitalière avec l'avènement de la méthode anatomo-clinique qui a caractérisé la médecine française.

En 1730, a été créée la Société royale de médecine sous l'influence de Pierre Chirac, médecin du Régent, puis de Louis XV, considéré par Saint-Simon comme « le plus grand médecin de son temps en théorie et en pratique ». Le but était de secouer le joug pesant « des traditions ancestrales de la faculté incompatibles avec tout progrès ». Au décès de Pierre Chirac en 1732, la faculté a repris son règne sans partage pour 40 ans.

En 1774, A. Boyer arrivait à Paris. Louis XV décédait de la variole et des épidémies ravageaient le royaume, ce qui décida Ch.G. Malesherbes (1721-1794), secrétaire d'Etat au cabinet du roi et A. Turgot contrôleur général des finances à créer une Commission de médecins de Paris présidée par le célèbre anatomiste Vicq d'Azyr. Sous l'influence de A. Turgot, Louis XVI créa le 29 Avril 1776 une nouvelle « Société royale de médecine » pour étudier tous les problèmes d'hygiène et de santé du royaume. Le premier président fut Lieutaud, premier médecin du roi. La loi du 17 mars 1791 supprimait toute juridiction corporative. Vicq d'Azyr, secrétaire perpétuel tenta de sauver cette société avec l'appui inattendu du violent Jean-Paul Marat, fils d'un médecin sarde, lui-même médecin des gardes du Comte d'Artois qui écrivait dans son journal l'Ami du peuple : « Bientôt toute profession dégénérera en intrigue et en friponnerie ». Néanmoins le 8 Août 1793, la société est dissoute dans le mouvement sanglant de la terreur. Après trois ans de silence forcé, la société renaît de ses cendres le 22 mars 1796 (six germinal An IV) sous le nom de « Société de médecine de Paris ». Rapidement, les chirurgiens ont pris une place prépondérante avec A. Boyer, D. Larrey, J. Pelletan et les accoucheurs J.L. Beaudelocque et A. Dubois au point que parmi les objectifs annoncés il était dit que : « il reste à la chirurgie moderne un vaste champ à parcourir ». L'éthique, avant la lettre, n'échappait pas aux préoccupations de cette société puisqu'on y proclamait « l'inviolabilité du blessé et du médecin en temps de guerre », imitant les souhaits de P. Percy dès 1792 et de D. Larrey qui avait déjà donné l'exemple du « chirurgien militaire de l'avant ». Pendant sa Présidence en 1806, D. Larrey fut honoré par la présence de Napoléon 1$^{er}$ à une séance de la Société de médecine de Paris. Grâce à Fruchot, Préfet du département de la Seine, le siège de cette société était un local de trois pièces à l'Hôtel de Ville de 1802 à 1871 jusqu'à l'incendie. L'Académie royale de médecine créée en 1820 par Louis XVIII fut une émanation de cette Société de médecine de Paris, car le tiers de ses membres initiaux, nommés par le roi, était membre de la Société de médecine de Paris.

En 1801, sous le Consulat fut institué le « Conseil général des hospices ». À Paris, le nombre des hôpitaux s'accroissait, les conditions d'hébergement s'amélioraient, le recrutement des personnels se faisait par voie de concours, auxquels se soumettaient des candidats venus de toutes les régions notamment d'anciens médecins militaires rescapés des batailles de la Révolution. C'est ainsi que le monde médical de Paris acquérait la notion de compétition dans le savoir-faire, d'émulation dans le faire-savoir, d'acceptation de rigueur scientifique avec la reconnaissance de l'égalité de droit et de la valeur du mérite.

Ayant résisté aux désordres et à l'anarchie de la tourmente révolutionnaire de 1789 à 1794, la confrérie de Saint-Côme régnait en ce temps-là sur l'hôpital de la Charité où Alexis Boyer trouva son premier refuge en arrivant à Paris et y développa l'essentiel de sa carrière jusqu'au sommet de la hiérarchie dans cet hôpital central qui était situé sur l'emplacement actuel de la faculté de médecine rue des Saint Pères et dont persiste seulement la Chapelle à l'angle du boulevard Saint Germain, après démolition en 1935.

Au XIX$^{e}$ siècle, l'enseignement de clinique chirurgicale, fut la nouveauté triomphante pour cet hôpital de la Charité avec J. Deschamps et A. Boyer, ainsi que pour l'Hôtel-Dieu avec P. Desault puis J. Pelletan et G. Dupuytren. Ces deux hôpitaux avec leurs équipes ont dominé l'enseignement et la pratique chirurgicale du premier Empire et de la Restauration. Puis ils essaimèrent les élèves de A. Boyer (A. Richerand à l'hôpital Saint-Louis) et ceux de G. Dupuytren (Sanson à La Pitié ancienne chaire de Velpeau et J. Cruveilhier à la Maternité puis à la Salpetrière).

La nouvelle école française était un compagnonnage hospitalier basé selon la formule de Fourcroy «peu lire, beaucoup faire, beaucoup voir». Nos trois Limousins ont connu la faculté succédant à l'école de Santé et ils ont dû «passer la thèse inaugurale de faculté» nouvellement rétablie. Ils ont connu les locaux enviés de l'Académie royale de chirurgie avec les trois bâtiments autour de la cour centrale érigée par J. Gondoin et qui avaient tant impressionné Alexis Boyer lors de son premier voyage.

La connaissance anatomique a été la première approche scientifique de l'art chirurgical. Les cadavres non préparés dans des salles de dissection mal adaptées rebutaient beaucoup d'étudiants et nos trois Limousins n'ont pas échappé à la règle. Il ne faut pas oublier «la fuite» de G. Dupuytren horrifié par les odeurs et le spectacle des corps pantelants. Il faut rappeler que Jean Cruveilhier se réfugia au séminaire Saint Sulpice pour oublier le spectacle des salles de dissection et l'ambiance de souffrance des opérés. Mais finalement, tous les trois, rapidement s'adaptèrent aux circonstances avec la volonté de réussir puisque le seul mode d'initiation aux études médicales était l'apprentissage de l'anatomie quelles qu'en soient les conditions. En outre Guillaume Dupuytren avait été désigné par J. Corvisart à l'hôpital de la Charité pour s'occuper des autopsies où il acquit probablement son penchant pour l'anatomie pathologique qui a été le fil conducteur de ses travaux de recherche, concept qu'il imposa à son élève Jean Cruveilhier qui a eu, lui, le mérite de comprendre et de dire que «la science du cadavre n'est pas la science de la vie». Quant à Alexis Boyer, l'autodidacte, il a réussi son implantation à Paris, par le biais de l'étude anatomique à l'école de dissection et en rédigeant son «grand traité» qui eu quatre éditions en vingt ans. Cette période

1791-1795 fut chaotique avec de nombreuses menaces militaires dont la mémoire collective n'a retenu que les victoires de Jemmapes et Valmy.

La période du Directoire (1795-1799) fut celle de la remise en état de l'enseignement médico-chirurgical où commençaient à s'illustrer Alexis Boyer et Guillaume Dupuytren tandis que le général Bonaparte se distinguait à Toulon et avec l'armée d'Italie. Le coup d'état du 18 brumaire an VIII a permis l'installation du Consulat qui déboucha sur le premier Empire le 2 décembre 1804, un an avant la victoire d'Austerlitz. Désormais la réorganisation de l'université, la création de la faculté de médecine, l'ouverture du concours de l'internat des hôpitaux de Paris en 1802, sous la houlette du Lozérien, Comte de Chanteloup, J. Antoine Chaptal (1756-1832), médecin de formation, industriel avéré, envahissant ministre de l'intérieur. Il faut insister sur le rôle capital joué par Antoine François, comte de Fourcroy (1755-1809) pour la remise en ordre de l'enseignement médico-chirurgical. Né en 1755, contemporain d'Alexis Boyer il était le répétiteur de l'anatomiste Vicq d'Azyr, auteur de l'amer constat; « l'anatomie est parmi toutes sciences celles dont on a le plus célébré les avantages et dont on a le moins favorisé les progrès ».

Il n'exerça pas la médecine et s'orienta vers la chimie mais il fut président de la Société royale de médecine dissoute en 1793 pour renaître en 1796 sous le nom de « Société de médecine de Paris » qui existe encore en 2003. A.F. de Fourcroy fut président du Club des Jacobins en 1793, conseiller d'Etat sous le Consulat en 1799 puis le 20 Septembre 1802 il succéda au comte P.L. Roederer à la Direction générale de l'instruction Publique. Il fut à l'origine de la loi relative à l'exercice de la médecine que Bonaparte 1er Consul signa le 20 Mars 1803 (An XI). En raison de la désorganisation des études médicales et de l'extrême confusion de la pratique des soins, elle stipulait: « Nul ne peut désormais exercer la médecine ou la chirurgie sans avoir été docteur ». Il y avait cinq examens publics dont deux en latin. J.F. Lemaire (*Bull. Acad. médecine* 2003/187- N°3 – p. 577-589) a parfaitement étudié cette loi du 19 Ventose An XI texte fondateur et expédiant provisoire. Après le décès de Jean Colombier en 1789 et de F. Vic d'Azyr en 1794, A. de Fourcroy était le seul dirigeant capable de mener à bien les réformes nécessaires. À celles de la faculté s'ajoutaient la réorganisation hospitalière, la création de l'Internat des hôpitaux de Paris, l'installation de l'école des sage-femmes. La reconnaissance des «officiers de santé» était la suite des «chirurgiens de léger savoir» de l'ancien régime. Ils étaient reconnus par un jury départemental et ils ne pouvaient exercer que dans ce département. Agissant en zone rurale, ils ne faisaient que des actes mineurs. Le projet présenté par A. Thouret, directeur de l'école de Santé de Paris, fut combattu par Cabanis au Conseil des Cinq-Cents. Parfaitement illustrée par G. Flaubert dans les vicissitudes de Charles Bovary, cette «médecine à deux vitesses» dura jusqu'à la fin du XIX^e^ siècle. Toutes ces innovations permirent l'expansion de l'art chirurgical vers la connaissance scientifique dont nos trois Limousins Alexis Boyer, Guillaume Dupuytren et Jean Cruveilhier, ont été à tour de rôle, les pionniers.

## Quelques figures de proue parmi les contemporains du trio limousin

Après avoir franchi sans encombre la Révolution, le Directoire et le Consulat, Alexis Boyer et Guillaume Dupuytren s'implantèrent brillamment dans le système hospitalier et universitaire parisien du premier Empire. Ils connurent aussi la Restauration jusqu'à la Monarchie de Juillet étant bien considérés par le pouvoir politique jusqu'à leur décès réciproque en 1833 et 1835. Le plus jeune, Jean Cruveilhier, émergea lors de la Restauration à l'occasion du premier concours d'agrégation en 1823. Comme ses prédécesseurs il eut une carrière brillante mais il ne fut pas membre de l'Institut par opposition répétée de Napoléon III qui n'a jamais pardonné le «manque d'allégeance» de ce chirurgien qui ne voulut pas se soumettre à lui faire la cour, à l'opposé de Antoine Jobert de Lamballe (1799-1867) bien décrit par Marcel Guivarc'h. Son avantage sur ses prédécesseurs fut de connaître l'avènement de l'anesthésie générale (1846-1847) et de l'asepsie-antisepsie (1861) qui ouvrit l'ère de la chirurgie moderne du XXe siècle. La Révolution française ayant balayé le classique dogmatisme médical et le souvenir de Diafoirus, les chirurgiens devenus maîtres, ont établi au XIXe siècle les bases nouvelles de la connaissance par l'étude des faits et des lésions.

Du monde médical de la fin du XVIIIe siècle émergèrent quelques figures de proue. Il en fut ainsi de **Dominique Jean Larrey,** orphelin de père à 3 ans, qui partit à pied de Baudéan à Toulouse pour rejoindre son oncle, Alexis Larrey chirurgien à l'hôpital de la Grave et qui, après avoir acquis ses premiers grades, partit à pied de Toulouse à Paris à la conquête de la gloire qu'il allait acquérir sur les champs de bataille du Premier Empire. chirurgien militaire des Consuls et de la Garde il a forcément connu Alexis Boyer, chirurgien civil de Napoléon Ier, baron d'Empire comme lui. Il a également fréquenté Guillaume Dupuytren titulaire de la chaire de l'Hôtel-Dieu et comme lui, membre de l'Académie royale de médecine et membre de l'Institut de France. Il en fut de même pour **P. F. Percy baron du Premier Empire,** chirurgien chef de la grande armée, membre de l'Institut et de l'Académie royale de médecine qui disait à G. Dupuytren: «la chirurgie est en sous ordre à la Cour; vous mériterez éternellement d'elle et de ceux qui la cultivent avec distinction, si vous faites cesser cet humiliant servage qui sent trop le gothique pour pouvoir convenir même au comte des archiâtres».

Le plus ancien des hommes de l'Ancien Régime exprimant «la science médicale» durant l'Empire était **A. A. Parmentier** (1737-1813). Apothicaire major en 1772, puis pharmacien militaire, il a préconisé la culture de la pomme de terre pour remédier à la disette. Il a connu A. Boyer ayant été membre du Conseil de Santé en 1792, puis Inspecteur général du service de santé de l'armée de terre en 1804 avec Percy, Desgenettes et Heurteloup. Le 15 Thermidor an XI (3 août 1803) ) fut instituée la société de pharmacie de Paris siégeant rue de l'Arbalète, dont le premier président fut A A Parmentier (alors pharmacien en chef des Invalides et auquel lui succéda Vauquelin, directeur de la nouvelle École de pharmacie qui fut transférée en 1882 avenue de l'Observatoire, devenant l'Académie de pharmacie le 5 septembre 1946.

A. Boyer et G. Dupuytren ont nécessairement fréquenté **J.-F. Coste** (1741-1819), originaire du Bugey, médecin Chef du corps expéditionnaire pendant la guerre de l'indépendance américaine (1780-1783) qui fut Inspecteur du service de santé en 1789 et Maire de Versailles en 1790. Il fut médecin chef de la Grande Armée (1808-1807) puis il fut remplacé par R. Desgenettes. Après Tilsit, comme A. Boyer, J.-F. Coste rentra en France, médecin chef de l'hôpital des Invalides en 1809, puis siégea au Conseil de Santé et présida la séance de réouverture des cours de l'hôpital du Val de Grâce en 1816.

Nos trois Limousins ont également connu le brillant **Xavier Bichat** (1771-1802) venu de la bourgeoisie de la Bresse, qui initia l'orientation fonctionnelle de l'anatomie. Son livre « Recherches physiologiques sur la vie et la mort » commence ainsi : « La vie est l'ensemble des fonctions qui résiste à la mort ». Il aborda « le vieillissement et son déclin fonctionnel » et il a décrit « la mort cérébrale ». La statue dans la cour de l'université René Descartes à Paris, inaugurée en 1843 est de David d'Angers : Bichat méditatif, la main droite sur le cœur, symbole de la vie. Ils ont côtoyé F.J.V. Broussais (1772-1836) qui fut au départ chirurgien de deuxième classe à bord de la corvette « l'Hirondelle » mais qui ne sut pas se débarrasser du fatras dogmatique. Professeur à l'école du Val de Grâce, il est inhumé dans ce site où une statue en bronze surveille l'entrée de l'école d'Application du Service de Santé des Armées entre les amphithéâtres Baudens et Rouvillois.

Il faut mentionner également **Joseph Claude Anthelme Récamier**, (1774 -1852) né à Cressin dans l'Ain d'une famille de notables : son père était notaire, son grand-père médecin des Rois de Sardaigne, son oncle l'Abbé Récamier, curé de Villebois. Il était le cousin d'Anthelme Brillat-Savarin (1755-1826). Sur réquisition il devint chirurgien militaire auxiliaire de troisième classe à l'armée des Alpes, puis par concours, il fut admis dans la marine militaire comme aide major à bord du «Ca ira» (80 canons). Après ses débuts militaires J. Récamier en 1796 sous le Directoire, quitta l'armée et s'inscrivit à l'école de santé de Paris qui venait d'ouvrir son enseignement. docteur en médecine en 1799, par concours, il devint médecin suppléant de l'Hôtel-Dieu au moment du 18 brumaire an VIII qui inaugurait le Consulat. Pendant le premier Empire il resta médecin de l'Hôtel-Dieu, médecin expectant en 1803 puis médecin ordinaire du 10 décembre 1806 au 1er janvier 1846 ayant été promu professeur de clinique médicale au décès de J. Corvisart en 1821. C'est à l'Hôtel-Dieu qu'il connut Guillaume Dupuytren et qu'il eut sans doute quelques frictions puisque le célèbre professeur de clinique chirurgicale n'appréciait guère que le professeur de clinique médicale, même étant ancien chirurgien militaire, fasse de la chirurgie décrivant même, le premier, l'hystérectomie réglée par voie vaginale en 1829. Parallèlement à sa carrière hospitalière, G. Récamier obtint la chaire du Collège de France (1827 à 1830) après le décès de Laennec en 1826. Après 1830 sous la Monarchie de Juillet, l'administration de Louis Philippe l'a considéré comme «démissionnaire de ses chaires du Collège de France et de la faculté». C'était un «clientéliste, mais surtout un médecin catholique» originaire de la bourgeoisie de province qui se sentait investi de la mission de soins ce qui le mettait totalement en phase avec Jean Cruveilhier qui fut le dernier à le voir vivant pour discuter d'un malade commun. J. Cruveilhier a rapporté qu'il lui avait conseillé de se ménager.. mais une heure plus tard J. Récamier succombait brusquement à une «apoplexie pulmonaire» ayant juste dit: «Ah, mon Dieu, ayez pitié de moi». Qu'il soit permis de rappeler l'alliance de Julie Bernard (1777-1849) née de la bourgeoisie lyonnaise, avec le banquier parisien Récamier en 1793. Après les revers de fortune de son mari, Madame Récamier femme de lettre notoire et belle, se réfugia chez Madame de Staël en 1806 puis se retira à l'Abbaye au Bois en 1819, se liant à Chateaubriand, avant de mourir lors de l'épidémie de choléra de 1849.

Personnage particulier, procédant du même état d'esprit que nos trois Limousins et leurs contemporains dont nous venons d'évoquer le souvenir, était également **Benjamin Clémenceau** venu à pied de sa Vendée natale en 1830 pour faire ses études de médecine à Paris. Il a inévitablement connu nos trois Limousins. Son fils, le célèbre **Georges Clémenceau** (1841-1929) commença ses études en médecine vers 1861 à Paris. Il fut interne des hôpitaux de Nantes d'où il fut demandé au père de retirer un fils trop agité Il fut reçu docteur en médecine en 1868 et exerça à Montmartre de 1868 à 1885 avant d'être élu maire de Montmartre en 1870 puis député «champion du républicanisme dur» justifiant les appellations ultérieures de «Tigre» et «Père la Victoire». En tant que praticien il a inévitablement rencontré Jean Cruveilhier, malgré la différence due à la pieuse formation de sa mère et l'obédience du monde financier du beau-père banquier Marquis de Limoges.

Nos trois Limousins ont forcément connu **la famille médicale des Andral** dont descendent mes ancêtres maternels à dix générations identifiées. Guillaume est né à Espédaillac (Lot) 27 novembre 1769, mort à Paris en 1853. Il était contemporain de mon quadri aïeul Pierre Andral (1767-1847) qui âgé de 30 ans a épousé à Sainte- Fortunade Jeanne Bussière (15 ans) le 18 Floréal An V (1797). Issu du Collège royal de Cahors, Guillaume Andral fut docteur en médecine en 1788 près la petite faculté de Valence puis exerça 3 ans à Espédaillac. Emprisonné à Cahors en 1793 lors de la terreur, il s'évada et partit comme chirurgien de troisième classe à l'armée des Pyrénées orientales dont il fut licencié en 1796 date à laquelle il vint à Paris, épousant la fille d'un procureur du Châtelet. Pour la campagne d'Italie, il était médecin en chef de l'armée de Murat (natif de Cahors). En 1809 à Paris, il était adjoint au médecin en chef de l'hôpital des Invalides, J.F.Coste, ancien médecin des troupes de l'indépendance américaine. Murat, Roi de Naples le nomma Inspecteur des hôpitaux civils et militaires. Au temps de la Restauration après liquidation de sa pension de retraite, il pratiqua la médecine privée à Paris, et fut médecin consultant de

Charles X, officier de la légion d'Honneur, membre honoraire de l'Académie de médecine. Il fonda en 1858, l'Association générale des médecins de France (AGMF) avec 27 membres initiaux dont Jobert de Lamballe (cité par M. Guivarc'h). Le premier président fut Rayer nommé par Napoléon III et le secrétaire général Amédée Latour. L'AGMF a fédéré de nombreuses sociétés provinciales dont celle de Limoges soutenue par François Chénieux chirurgien maire (1845-1910) ancien interne des hôpitaux de Paris, promotion 1871 comme Jean Léon Andral, cousin de Gabriel Andral.

**Gabriel Andral** (1797-1876), fils de Guillaume a fréquenté nos trois Limousins. Elève de Lerminier à l'hôpital de la Charité et ami de Louis, il a connu Alexis Boyer. Par son «Précis d'anatomie pathologique (1829)», il a évidemment concurrencé Guillaume Dupuytren et Jean Cruveilhier, comme il a agacé Th. Laennec dont le service était voisin de celui de Lerminier à l'hôpital de la Charité, par son interprétation de l'auscultation. Gabriel Andral a cherché à expliquer comment «des erreurs supposées apparaissent comme des découvertes». Contemporain de Th. Laennec et de L. Pasteur, Gabriel Andral a été le témoin des mutations du XIXe siècle comme nos trois Limousins. Il pensait que l'anatomie pathologique devait céder le pas à la physiologie de Claude Bernard et au nouveau concept de pathologie générale soutenue par la recherche de laboratoire.

Le baron **Antoine Portal** (1742-1832) professeur au Collège de France, successeur de A. Petit à la chaire d'anatomie humaine du Jardin du roi fut le premier médecin de Louis XVIII et le premier président de l'Académie royale de médecine. Protégé par J. Lieutaud, il était étudiant contemporain d'Alexis Boyer qui était protégé par Antoine Louis. Il connut fort bien le baron G. Dupuytren qui assista avec lui et le baron J.L. Alibert à l'autopsie et à l'embaumement du roi Louis XVIII. A. Segal (*Médecine à Paris du XIIIe au XXe siècle*. Hervas Édit, 1990) signale «qu'il fut ardent défenseur de la méthode du «bouche à bouche» qui sauve actuellement tant de détresses respiratoires aiguës».

Le baron **J. L. Alibert** (1768-1837) médecin consultant de Louis XVIII a obligatoirement cotoyé le trio des chirurgiens limousins. Mathéo Orfila (1787-1853) né à Minorque doyen de la faculté de médecine de Paris en 1831, médecin de Louis XVIII en 1816, professeur de médecine légale en 1819, a participé à l'installation de l'école de médecine de Limoges avec Jean Cruveilhier par un arrêté du 17 Mai 1841. Il a très bien connu A. Boyer assistant à ses obsèques en 1833 et G. Dupuytren auquel il conseilla en tant que doyen, un repos prolongé après les premiers signes «d'attaque cérébrale» en 1834. **Guillaume Auguste Lugol** (1788-1851), I.H.P. 1807, médecin de l'hôpital Saint-Louis en 1819, a connu nos trois Limousins; outre son concept sur l'inflammation opposé à celui de Broussais, il mit au point la solution qui porte son nom et il participa activement au traitement de l'épidémie de choléra de 1832 qui avait impressionné Alexis Boyer au point qu'il rédigea son testament!

**René Théophile Hyacinthe Laennec** (1781-1826), médecin de l'hôpital Necker en 1816, puis membre de l'Académie de médecine et professeur au Collège de France, en 1822, fréquenta évidemment les trois chirurgiens limousins. Né à Quimper après un début d'études médicales à Nantes sous Contrôle de son oncle Guillaume François Laennec, professeur à l'Hôtel-Dieu de Nantes, il vint à Paris en 1800, chez Jean Nicolas Corvisart des Marets à l'hôpital de la Charité où il rencontra Alexis Boyer. Par l'intermédiaire de G. Bayle, il fut présenté à G. Dupuytren qui l'apprécia dès 1801. En 1802, il eut le prix de médecine et de chirurgie de l'école pratique. En 1803, il présenta sa thèse selon la loi du 19 ventose an XI, puis fut inscrit à la Société d'anatomie que venait de créer Dupuytren. Mais rapidement, il se disputa avec celui-ci, notamment après le décès de X. Bichat et s'opposa à J. Cruveilhier en anatomopathologie. Cette mésentente entraîna la dissolution de cette société en 1808... Elle fut réanimée après son décès, en 1826. présidée par J. Cruveilhier. TH. Laennec a beaucoup fréquenté Cruveilhier à la «Congrégation de la Sainte Vierge», fondée en 1801 et à la

« Société des bonnes œuvres », destinée aux malades hospitalisés (1814). Th Laennec a reçu un flot d'étudiants étrangers dont Hodgkin. Il faut signaler que le préparateur bénévole et préféré de Th Laennec, professeur au collège de France, était Limousin né à la Porcherie (Haute-Vienne), le docteur Pierre Catherine d'Arsonval (1805-1883). G Dupuytren qui l'avait jusqu'alors fortement parrainé en prit ombrage. Il a été le père du célèbre **Arsène d'Arsonval** (1851-1940) membre de l'académie de médecine, de l'académie des sciences, professeur au collège de France. Elève de Claude Bernard et Brown-Séquard, il poursuivit l'évolution de l'art vers la science en chirurgie, ouvrant notamment la voie de l'utilisation des courants électriques à haute fréquence.

**Pierre Rayer** (1793-1867) dès sa nomination à l'Internat des hôpitaux de Paris en 1813 a connu Jean Cruveilhier, son contemporain nommé, lui, Major de la promotion 1811. Né à Saint-Sylvain (Calvados) P. Rayer a joué un grand rôle dans le progrès scientifique, pionnier de l'étude des zoonoses et initiateur de la pathologie comparée. Son sens d'éthique et de solidarité en fit le premier président de l'Association générale des médecins de France (AGMF) fondée le 31 août 1858 dont les statuts furent signés par Napoléon III. Il fut le maître de Casimir Davaine, Claude Bernard, Brown-Séquard, Charcot. En 1822, il épousa Mademoiselle de Baguet de « religion réformée », ce qui lui attira quelques ennuis en 1824 avec Monseigneur Frayssinoux, grand maître de l'université ! Sa vie fut endeuillée par le décès de sa mère en 1837, sa fille aînée en 1838 et son épouse en 1857. Il a été inhumé au cimetière Montparnasse. Sa bibliothéque a été attribuée par legs à la ville de Caen et sa propriété de Anctoville devint « Maison d'enfants ». Sa biographie a été rédigée par J. Théodorides (*Pierre Rayer : un demi-siècle de médecine française*. Louis Pariente Édit., Paris 1997) et par G. Boulinier (« Rayer et sa famille » in *Histoire des sciences médicales* 2003 – ISBN 37- 2- 157-170).

## Corrélation de l'évolution du milieu chirurgical et de la vie du trio limousin

En pratique, l'évolution de la médecine et de la chirurgie au XIXe siècle, a été l'heureux résultat de la formation par le compagnonnage de l'internat des hôpitaux de Paris, créé par décret consulaire de 1802 consacrant la prééminence de la pratique hospitalière. La même année 1802, Bonaparte, Premier Consul instituait l'école militaire de Saint Cyr et l'Ordre national de la Légion d'Honneur pour récompenser les services rendus tant par les civils que par les militaires. L'internat fut pour la médecine un phénomène identique à l'organisation militaire de l'école Polytechnique pour les ingénieurs (1804) sur les conseils du mathématicien G. Monge (1746-1818) après le retour de la campagne d'Egypte, l'école existant depuis 1795. Tous les « grands patrons » de la Restauration et du premier Empire étaient des anciens internes des hôpitaux de Paris, dont Jean Cruveilhier, le plus jeune de nos trois Limousins, qui a été major de la promotion d'internat de 1811. Comme les « compagnons du devoir » pour les ouvriers du bâtiment, l'internat avait pour objectif la transmission du savoir-faire, le goût du travail bien fait, la sacralisation du devoir, l'entraide et la discipline acceptées. Les hôpitaux étaient comparables aux « Cayennes avec mère et premier en ville ». Et pourquoi les internes en chirurgie n'ont-ils pas fait leur, la devise inscrite à l'entrée du musée du compagnonnage à Tours « la Main est Esprit » ?

En 1820, Louis XVIII, sous l'influence du Père Elisée et du baron Antoine Portal, créa l'Académie royale de médecine avec une section de chirurgie, ce qui mit un peu à l'écart l'Académie royale de chirurgie qui avait été jusqu'alors le fer de lance. Dès la création de l'Institution, Alexis Boyer a été désigné comme membre par le Roi ainsi que Guillaume Dupuytren qui fut chargé de rédiger les statuts. Les séances avaient lieu dans la Chapelle de l'hôpital de la Charité jusqu'en 1902 et depuis cette date dans le bel hôtel de la rue Bonaparte qui est encore le siège officiel en 2002.

Du trio Limousin, Jean Cruveilhier est celui qui a connu la carrière la plus linéaire, partant de l'internat en 1811 pour aboutir à la nomination au premier concours d'agrégation en 1823, après un séjour volontaire en Limousin de 1816 à 1823, car « il aimait le pays natal ». Le premier poste d'agrégé disponible fut la chaire de médecine opératoire de Montpellier qu'il accepta sur les conseils de G. Dupuytren mais qu'il abandonna en 1825 au décès de Beclard pour reprendre la chaire d'anatomie à Paris. Ainsi, J. Cruveilhier a expérimenté le premier la « flexibilité de l'emploi » par changement de poste et mobilité du lieu de travail comme le préconisa en 1968 la loi d'orientation dont les essais d'application n'ont pas eu le succès escompté ! L'importance des connaissances anatomiques pour l'enseignement des étudiants et pour la formation continue des praticiens a entraîné au sein des hôpitaux et hospices de Paris l'organisation des morgues pour cadavres avec matériel d'autopsie. Caractéristique a été la construction en 1833 (décès de A. Boyer) de l'amphithéâtre des hôpitaux (rue du fer à Moulin) qui fut l'embryon de l'école de chirurgie complété au XX^e siècle par un enseignement avec démonstrations opératoires et par un laboratoire de recherches expérimentales avec animalerie.

Le 23 août 1843, Auguste Bérard, titulaire de la clinique chirurgicale de la Pitié, créa la « Société de chirurgie de Paris ». De 1843 à 1871, grâce à Rambuteau Préfet de la Seine, la Société de chirurgie était hébergée à l'Hôtel de Ville jusqu'au célèbre incendie puis elle eut un asile provisoire à l'école pratique de la faculté des Cordeliers. En 1865 elle devint « Société Impériale de chirurgie » puis en 1875 « Société nationale de chirurgie ». Elle persista jusqu'en 1935 et devint l'Académie de chirurgie, Albert Lebrun étant président de la République... Mais c'était une association loi 1901. Elle est toujours florissante, avec une séance les mercredis après-midi dans l'amphithéâtre Cruveilhier à côté du réfectoire des Cordeliers et fier de sa devise due à J.-F. Malgaigne « Vérité dans la science, Moralité dans l'art ». Elle porte de nom « Académie nationale de chirurgie » depuis 1993.

L'évolution des pratiques hospitalières conduisit à une organisation nouvelle dont J. Cruveilhier a connu la période initiale :

succédant au Conseil général des hôpitaux et hospices, la création de l'Assistance publique en 1849 puis l'installation du siège central de l'administration Avenue Victoria en 1854 par don de Lord Seymour dit «Milord l'arsouille». L'autorité de deux grands directeurs, Davenne (1849-1859) et Husson (1859-1870) a été efficace pour seize hôpitaux et onze hospices, marquant l'aventure de la médicalisation des soins.

De même J. Cruveilhier a connu à partir de 1846 l'utilisation de l'anesthésie générale par inhalation qui fit une révolution du concept et des méthodes pour les chirurgiens comme l'a bien montré M. Guivarc'h. Après la publication de Bigelow, le 18 novembre 1846, dans le *Medical and surgical Journal*, A. Jobert de Lamballe fit à l'hôpital Saint-Louis la première tentative à Paris et en Janvier 1847 J.-F. Malgaigne, chirurgien en second à l'hôpital Saint-Louis, publia cinq cas. En avril 1847, paraît le *Guide du praticien pour l'administration des vapeurs d'éther* par le dentiste Delabarre soulevant les protestations de F. Magendie. En novembre 1847, paraît dans *l'Union médicale* l'utilisation du chloroforme dont la formule avait été découverte par le chimiste J. B. Dumas. Mais rapidement, le risque de syncope mortelle souleva des tempêtes à l'Académie de médecine pour une vingtaine d'années. Néanmoins, à partir de 1853, (accouchement de la reine Victoria sous anesthésie), il était évident qu'il n'y aurait pas de retour vers la chirurgie sans anesthésie !

Les travaux de Louis Pasteur et de Joseph Lister ont éclairé d'un jour nouveau le concept médical de l'infection, de sa prévention et de son traitement. Après quelques hésitations les chirurgiens s'enthousiasmèrent, envisageant des soins curateurs jusqu'alors impossibles. Les notions nouvelles furent démontrées : la contamination des plaies, la contagiosité de certaines maladies déjà suspectées au début du siècle pour la peste, le choléra et le charbon par exemple par D. Larrey et R. Desgenettes. En 1850, Casimir Davaine, élève de P. Rayer identifia le bacille du Charbon. En 1865, J.A. Villemin (1827-1892) professeur au Val de Grâce démontra l'innoculabilité de la tuberculose, ce qui aurait intéressé J. Cruveilhier qui connaissait bien les nodules, les cavernes pulmonaires et les caries osseuses.

Après la tourmente révolutionnaire, la réorganisation de l'enseignement médical en faculté et surtout l'innovation de l'externat et de l'internat des hôpitaux créèrent une activité hospitalo-universitaire unique en Europe ce qui incita les étudiants étrangers à venir en France comme «les élèves étrangers de Laennec» (132 inscrits dont le célèbre Hodgkin) et les *Medicals Argonauts*, médecins américains entre 1820 et 1870 dont six cent soixante-quatre sont répertoriés selon la note de G. Richet (n°13 dans la bibliographie Dupuytren).

Les services d'Andral, Louis, Velpeau, Civiale, Lisfranc étaient très appréciés. En pathologie chirurgicale, la préférence allait à G. Dupuytren à l'Hôtel-Dieu et aux cours pratiques organisés à l'amphithéâtre de «Clamart» construit en 1833 rue du Fer à Moulin. De retour aux USA, ces jeunes médecins et chirurgiens formèrent le nouveau cadre des enseignements selon «la méthode française» du recueil des faits par confrontation anatomoclinique et physio-pathologique.

Dans son livre de 1984, *Dupuytren: a surgeon in his place and time*, H.K. Barsky confirme l'engouement des élèves américains pour l'enseignement chirurgical de G. Dupuytren à l'Hôtel-Dieu de Paris (n° 1 bibliographie Dupuytren).

La valeur du concept français du XIXe siècle s'est exprimée dans la qualité des applications américaines dont témoignèrent les progrès scientifiques du XXe siècle.

La création de l'internat des hôpitaux de Paris le 26 Fructidor an X (1802) a été à l'origine de l'épanouissement national de la chirurgie. Henri Mondor fit un Hymne de gloire par son discours à la Sorbonne en 1951 pour le cent-cinquantenaire: «rien ne peut remplacer cette formation où la confrontation quotidienne du probable et du réel, de la mémoire et de la subtilité d'analyse, de la science et de l'action, impose sous peine de désastres, le devoir de vérité».

## L'enseignement de la chirurgie à Limoges au xviii^e^ et xix^e^ siecles. Comparaison avec l'évolution parisienne au temps de J. Cruveilhier

Puisque nous étudions l'aventure de trois Limousins à la fin du xviii^e^ et début du xix^e^ siècle, parallèlement à l'organisation parisienne, il est logique de rappeler l'enseignement de la médecine à Limoges. Pour s'opposer aux pratiques non contrôlées des charlatans en tout genre, Pierre Avril, né le 3 août 1603 à Limoges, avait créé le « Collège royal de médecine » dont les statuts et lettres patentes ont été déposés au Parlement de Bordeaux le 18 décembre 1646. Parallèlement un décret de 1672, avait donné aux administrateurs de l'hôpital Saint Alexis de Limoges, le droit « de conférer maîtrise en chirurgie ». Au début de xvii^e^ siècle, il y avait à Limoges deux hôpitaux : Saint-Martial (emplacement du grand théâtre actuel) et Saint-Gérald (à côté de l'Hôtel de Ville). L'Assemblée de ville du 4 novembre 1657 proposa de créer un hôpital général à partir du bâtiment de Saint-Gérald à l'instigation de l'administrateur Martial Maledent de Savignac. En décembre 1660, le roi accorda par lettes patentes la fondation pour « héberger toutes les misères humaines ». En 1765, A.R.J. Turgot créa « une maison de force » (actuel Musée Adrien Dubouché). L'évêque autorisa la création de deux communautés religieuses : les Sœurs hospitalières de Saint-Alexis et les Pères de la Mission. Comme à Paris et dans les autres provinces du Royaume, la tornade révolutionnaire de 1789 à 1794 détruisit cet ordre préétabli. La dissolution du Collège royal de médecine fut prononcée le 23 décembre 1791 et la suppression du droit de maîtrise en chirurgie fut signifiée par un décret du 18 août 1792. Mais les chirurgiens de l'hôpital Saint Alexis, comme à Paris ceux de Saint-Côme, continuèrent leur pratique, soutenus par le Marquis Grellet Des Prades de Fleurelles, notable banquier de Limoges, administrateur de l'hôpital de 1793 à 1811 dont la fille Jenny épousa Jean Cruveilhier lors du séjour de celui-ci à Limoges entre 1816 et

1823. En 1784, l'administration de l'hôpital Saint Alexis prit l'arrêté suivant:

1. Il ne sera admis dorénavant aucun élève en chirurgie pour travailler à l'hôpital s'il n'a pas été préalablement agréé et reçu par le bureau,
2. Il ne sera délivré de certificat à aucun élève si la réception ne se trouve pas inscrite sur le registre des délibérations.
3. Les élèves natifs ou originaires de Limoges seront reçus de préférence à tous autres.
4. Le nombre des élèves demeure fixé invariablement à 10.
5. Des élèves qui sont actuellement attachés à l'hôpital, il n'y en couchera que 4.

Les élèves en chirurgie étaient sous les ordres directs de la Sœur pharmacienne en Chef. Elle leur fixait les heures auxquelles ils devaient faire les pansements. Les internes ne pouvaient sortir de l'hôpital sans sa permission.

Le 28 septembre 1792, le Conseil général de la Commune sur une pétition présentée par plusieurs citoyens nomma au scrutin médecins de l'hôpital, Mathieu Doudet et Jean Boyer et chirurgiens, Julien Périgord, et Dominique Dhéralde en remplacement de Bonnin et Fray-Fournier. Deux ans après le quatre frimaire an III (24 novembre 1794) les représentants du peuple, Chauvin, Cledel, et Charrier, en tournée dans le département de la Haute Vienne, réintégrèrent Fray- Fournier et Bonnin dans leur fonction. Les guerres de Vendée amenèrent un afflux important de blessés militaires puis la disette de 1795 nécessita de nombreuses hospitalisations. Dès 1795, des étudiants sollicitèrent l'enseignement. C'est ainsi qu'officiaient à Limoges, Faye, Fray-Fournier, et Léonard Cruveilhier ancien chirurgien chef du bataillon de Haute-Vienne du Régiment de Sambre et Meuse revenu à Limoges sur la recommandation de D. Larrey et P. Percy… c'était le père de Jean Cruveilhier. En 1800 le service médical était fait par Bonnin et Cogniasse, médecins, et par Fray-Fournier et Sohet-Thibaut, chirurgiens. Ils jouissaient chacun d'un traitement annuel de 400 francs. À l'instigation de Sohet-Thibaut, chirurgien juré de Paris, il fut établi dans la maison un cours d'instruction et de démonstration anatomique. Ce chirurgien réclama un amphithéâtre, et le 6 pluviose an X (26 janvier 1802) un local avec tous les objets accessoires étaient mis à sa disposition « pour propager les connaissances qu'il avait acquises dans un art aussi recommandable ». En 1812, la commission administrative établit le règlement du service de santé de l'hôpital Saint Alexis :

Article 1 : le service de santé sera fait par deux médecins, deux chirurgiens, des élèves internes et externes, et par les dames de Saint Alexis en ce qui regarde la pharmacie.

Article 2 : les deux médecins alterneront tous les trois mois si l'un d'eux peut suffire au service médical. Les deux chirurgiens en feront de même pour la chirurgie.

Article 3 : la nomination des médecins et des chirurgiens appartient à la commission. Les places sont à vie.

Article 4 : nul ne pourra occuper la place de médecin et de chirurgien s'il n'est docteur en médecine ou en chirurgie, s'il n'est âgé de 30 ans, et s'il n'a exercé son état au moins pendant 5 ans avec cette distinction et cette moralité qui commandent la fiance (sic).

Article 5 : comme il est dans l'ordre de la nature que les facultés intellectuelles, que les forces physiques se détruisent par le laps de temps, tout médecin ou chirurgien, qui par des infirmités ou par son grand âge ne pourra plus remplir son emploi avec les mêmes avantages pour les malades, sera remplacé, mais il obtiendra après 20 ans au moins de service et avec l'autorisation du gouvernement une pension proportionnée au temps de son service avec le titre de médecin ou de chirurgien consultant ou honoraire. Il conservera le droit d'assister aux délibérations du conseil de santé de l'hospice.

Article 6 : les malades appartenant à la médecine seront placés autant que faire se pourra dans des salles particulières et séparés de ceux qui ne requièrent que les secours de la chirurgie.

Article 7 : le médecin et le chirurgien majors en activité feront tous les jours la visite de leurs malades de 7 heures à 8 heures du matin l'été et de 8 heures à 9 heures l'hiver.

Article 8 : le chirurgien major avertira le médecin quand il rencontrera quelque cas grave exigeant une opération majeure. Le médecin de même dans les circonstances difficiles qui réclameront le concours de la chirurgie et de la médecine, en instruira le chirurgien major. Ils concerteront ensemble sur les moyens les plus utiles au soulagement et à la guérison des malades.

Article 9 : les médecins et chirurgiens s'assembleront tous les mois pour proposer ce qu'ils croiront utile au bien du service. Ils feront la description des maladies et des cas de chirurgie qu'ils auront à traiter ; ils en dresseront procès verbal sur un registre appartenant à l'hôpital, qui, au bout de peu d'années, pourra fournir des matériaux très utiles pour faire l'histoire très essentielle et pour les habitants et pour les gens de l'art, qui, jusqu'à ce jour, n'a pas été entrepris.

## Règlement pour MM. les élèves en chirurgie interne

*Article premier – Ils se lèveront en été à cinq heures et en hyver à 6 heures ; ils assisteront matin et soit à la prière commune, ainsi qu'à la messe et à vêpres les dimanches et fêtes.*

*Art. 2 -Ils commenceront les pansements du matin à 6 heures en été et à 7 heures en hyver, ceux du soir à 5 heures toute l'année ; néanmoins, la sœur chargée de les diriger pourra les avancer ou retarder selon les circonstances.*

*Art. 3 – Ils seront honnêtes et complaisants envers toutes les sœurs, doux et humains auprès des malades, et lorsqu'ils les panseront ils prendront toutes les précautions que la prudence et la décence demandent.*

*Art. 4 – Ils seront exacts à se trouver aux visites de MM. les médecins et chirurgiens, les accompagnant dans les salles ; ils leur rendront compte de la situation de chaque malade et leur montreront les plaies qui mériteront leur attention.*

*Art. 5 – La visite de MM. les médecins et chirurgiens terminée, il leur est expressément défendu d'entrer dans les salles des femmes malades, outre qu'ils n'y soient appelés par une sœur ou par un administrateur.*

*Art. 6 – Ils s'informeront souvent dans la journée s'il est entré quelque nouveau malade afin de les soulager de suite, et ne pas retarder jusqu'au pansement du soir.*

*Art. 7 – Ils auront soin et sont tenus de penser (sic) les hommes de l'hôpital général; ils ne pourront s'en dispenser que lorsqu'ils auront la certitude d'être remplacée par les élèves externes; ces derniers s'en étant chargé devront prévenir lorsqu'ils ne pourront s'en acquitte, car s'ils y manquaient ils aient cause que les élèves internes seraient réprimandés, étant les seuls sur qui les sœurs comptent.*

*Art. 8 – Ils ne pourront s'absenter tous à la fois, et lorsqu'ils sortiront ils en préviendront la sœur chargée de visiter les malades, et lui désigneront où l'on pourra les trouver.*

*Art. 9 – Il leur est formellement défendu de fournir à qui que ce soit du dehors de l'hospice onguent, remèdes, linge ou charpie.*

*Art. 10 – On leur recommande entre eux beaucoup de déférence et la plus grande union.*

*Art. 11 – Ils se conformeront strictement à tout ce qui leur est prescrit ci-dessus et ne pourront s'en dispenser sous aucun prétexte qu'avec l'agrément des sœurs chargées de les surveiller et auxquelles ils sont entièrement subordonnés.*

*Art. 12 – Le présent règlement sera inscrit sur le registre des délibérations; copie en sera adressée à MM. Les élèves et aux sœurs de la pharmacie du dit hospice.*

*Fait et arrêté en séance.*

*Limoges, le19 7bre 1820.*

De 1810 à 1841, l'école de Limoges fut aux mains de trois chirurgiens anciens internes des hôpitaux de Paris, J.B. Tuiller, F. Buisson, et J.B. Bouteilloux sans compter Jean Cruveilhier de 1816 à 1823. Officiellement installée par décret de Louis Philippe en 1841, l'école perdura jusqu'à sa transformation en

Centre hospitalo-universitaire en 1969 ayant été conduite pendant 120 ans par des anciens internes des hôpitaux de Paris (A.I.H.P.), dont trois chirurgiens, professeurs de Clinique Chirurgicale nés en Limousin:

**B.A. Bardinet** (1816-1874), major de la promotion d'internat 1838, élève de J. Cruveilhier, directeur de l'école de Limoges (1858-1874).

**François Chénieux** (1845-1910), 3$^{e}$ de la promotion 1871, directeur de l'école de 1893 à 1905, et Maire de Limoges (1892-1895 puis (1906-1910).

**Marcel Faure** (1900-1984), promotion d'internat 1924, directeur de l'école 1959-1967 qui obtint la transformation en école de plein exercice puis en Centre hospitalo-universitaire (C.H.U.) en 1968.

Depuis la création de l'Internat des hôpitaux de Paris, Limoges a été un fief de prédilection en chirurgie puisque de 1810 à 1970, il y a eu 55 chirurgiens A.I.H.P., nés en Limousin: 36 sont revenus à Limoges, 19 sont restés à Paris dont 10 hospitalo-universitaires. La faculté de Limoges porte le nom de Guillaume Dupuytren depuis 1977.

« Le hameau, la cité, la province ne sont qu'une petite mais séduisante image qu'il faut aimer, qu'il faut chérir. »
E. Fusade, *Limoges illustré*, 1903. p. 1254.

## BASES SCIENTIFIQUES DE LA CHIRURGIE AU XIX$^{e}$ SIÈCLE : LA LOGIQUE DU VIVANT

Le survol du monde médical de la fin du XVIII$^{e}$ au début du XIX$^{e}$ siècle fait bien apparaître l'évolution spectaculaire des connaissances. Initialement le principe d'Hippocrate restait d'actualité « pouvoir explorer est une grande partie de l'Art ». Le développement de la méthode anatomo-clinique fit comprendre la lésion anatomique responsable de la nature et de l'évolution de la maladie ou de la blessure. La chirurgie a pris son essor en devenant scientifique et c'est le mérite de G. Dupuytren d'avoir compris que l'habileté et la hardiesse ne sont que les moyens de traiter alors que le plus important réside dans l'indication thérapeutique basée, elle, sur connaissance et compréhension. Avec J. Cruveilhier, l'anatomie pathologique ouvrit l'ère de la raison que complétèrent rapidement les physiologistes de la fin du siècle et les biologistes du xx^e^ siècle selon la démarche intellectuelle et rationnelle d'une logique du vivant.

Devenant maître d'œuvre à part entière à l'hôpital le chirurgien, dans les instances universitaires et académiques, devait assurer son indépendance d'esprit et se donner les moyens de réussir sa mission. Dans sa leçon inaugurale en 1836, J. Cruveilhier abordait déjà des notions fondamentales d'éthique : « Les devoirs et la moralité du médecin ». Il reprenait les idées de A. Boyer « pour ce qui est utile au malade » selon le principe « primum non nocere » . Ce qui était impossible pour la pratique chirurgicale du temps de A. Boyer et G. Dupuytren le devint pour J. Cruveilhier puisqu'enfin, on pouvait maîtriser la souffrance et éviter la mortelle suppuration !

Pierre Dionis, chirurgien du Jardin royal et consultant des Armées du Roi (1640-1718), convoqué en 1672 par Louis XIV pour enseigner la circulation du sang avait connu l'intervention directe du pouvoir politique dans les sciences de la vie (in le Corps blessé, page 37). Il avait tracé le profil du chirurgien qui « doit être avantagé de toutes sortes de qualités dont les premières sont dues à une nature bien élevée, les secondes à une raison cultivée, les troisièmes à un grand usage ». Les mêmes remarques concernaient notre trio limousin au xix^e^ siècle et la difficulté dont ne pouvaient s'affranchir les chirurgiens de cette époque A. Boyer, G. Dupuytren et J. Cruveilhier était la liberté à l'égard du pouvoir politique. Ils ont connu la main mise de la Congrégation, le poids du premier Empire, où les chirurgiens étaient au maximum barons alors que militaires et financiers étaient faits Ducs ! Il en fut de même pendant la Restauration et pour vouloir sauver son indépendance au cours du second Empire, J. Cruveilhier ne put pas entrer à l'Institut par injonction de Napoléon III ! Victor Hugo a écrit « il vaut mieux avoir la cuisse coupée par un âne assermenté que par un Dupuytren réfractaire » belle et injuste ironie contre l'organisation du second Empire de l'émigré de Jersey, auteur de « Napoléon Le Petit ».

Enfin, la troisième République libéra les chirurgiens de l'asservissement du pouvoir et l'on peut dire qu'en ce temps-là les chefs de service étaient maîtres incontestés de leur domaine technique dont l'administration s'efforçait de suivre l'évolution. On pouvait dire avec Théophile Gauthier (1811-1872) :

« Sculpte, lime, ciselle,

Que ton rêve flottant se scelle,

Dans le marbre résistant ».

Après l'euphorie de la création des C.H.U. en 1970, l'accroissement des dépenses générées par l'augmentation du coût des soins, des matériels et des personnels contraignit l'administration hospitalière à une ingérence de plus en plus envahissante au point que le chirurgien devint prestataire de service, perdant quelque peu liberté et autorité à l'aube du 3ème millénaire.

# ÉVOLUTION DE LA SOCIÉTÉ FRANÇAISE DU XVIII$^{e}$ AU XIX$^{e}$ SIÈCLE

## CORRÉLATION DE L'HISTOIRE DE FRANCE ET CELLE DU TRIO CHIRURGICAL

À la naissance d'Alexis Boyer en 1757, la France était sous le règne de Louis XV depuis 1715 s'engageant dans la guerre de 7 ans. Le 5 janvier 1757, avait eu lieu l'attentat de Robert François Damiens à Versailles entraînant une plaie superficielle par arme blanche du « Bien Aimé », dont la bénignité fut confirmée par Germain Pichault de la Martinière, Maître chirurgien de l'Académie royale de chirurgie reconnue depuis 1731.

Le 1$^{er}$ mai 1757, a été signé le deuxième traité de Versailles entre la France et l'Autriche contre la Prusse avec de nombreux épisodes guerriers en Allemagne entre 1758 et 1761. Louis XV demanda à Jacques Ange Gabriel de mettre en œuvre l'école Militaire et dès 1769 à J. Gondoin à son retour de Rome de réaliser un grand complexe architectural destiné à l'enseignement médical. Il confiait à l'architecte Soufflot l'édification de l'église Sainte Geneviève commencée en 1764 avec beaucoup de difficultés pour réaliser la coupole et qui devint ultérieurement le Panthéon.

Le comte Étienne François de Stainville fait duc de Choiseul en 1758, remplaçait le Cardinal Bernis aux Affaires étrangères puis au Ministère de la Guerre et à celui de la Marine, créant l'école de Santé Navale en 1769 après avoir participé au traité de

Versailles du 15 mai 1768 par lequel la République de Gène cédait la Corse à la France, juste à temps pour que Napoléon Bonaparte naisse Français (1769-1821). La disgrâce de Choiseul se concrétisa le 24 décembre 1770 précédant l'avènement du triumvirat (Maupéou, Abbé Terray et d'Aiguillon) qui malgré les actions contraires du Parlement laissa à la mort de Louis XV en 1774 un royaume florissant, la France étant la puissance européenne de premier plan. À la mort de Louis XV le 10 mai 1774, victime de la petite vérole, le bilan de 59 ans de règne était positif mais ce roi puissant et brillant n'avait pas compris l'évolution des mentalités. On était encore comme au temps de Jean de La Bruyère (1645-1696) qui grommelait: «Un esprit sain puise à la Cour le goût de la solitude et de la retraite».

Louis XV avait été fort bien servi par Aubert, marquis de Tourny (1690-1760) qui avait été intendant du Limousin et de Guyenne, considéré «bienfaiteur de ces provinces» avec une claire conception des corrélations entre le travail et les finances, ce qui malheureusement n'a pas marqué l'imagination royale. Après avoir été proclamé le «Bien Aimé» dans l'enthousiasme de la victoire de Fontenoy il était devenu le «mal aimé», la meilleure preuve étant l'inhumation de nuit sans escorte à la Basilique de Saint Denis. La mésentente psychologique entre le Roi et son peuple, était due essentiellement au rôle néfaste des Parlements dont les 1200 membres formaient de puissantes dynasties à travers le royaume. Sous prétexte de s'opposer à l'arbitraire royal, les Parlements se souciaient surtout de préserver leurs nombreux privilèges et tendaient à imiter le style de vie de la noblesse. Par leurs attributions judiciaires (enregistrement des lois, édits et ordonnances pour les rendre applicables) les Parlements bloquaient les réformes proposées par Louis XV et ses ministres malgré la volonté et l'intégrité de Henri François d'Aguesseau (1668-1751) né à Limoges, chancelier en 1717 puis de 1727 à 1750.

Dans de telles conditions la succession était évidemment périlleuse pour Louis XVI (1754-1793) qui, à 20 ans, mal préparé à l'orchestration royale et sous la pression des

Parlements jaloux de leur prérogative, n'a pas su se donner les moyens d'établir une monarchie constitutionnelle. En cette fin de XVIII^e siècle, la curiosité était universelle. À côté de l'humanisme social et politique les esprits s'enthousiasmaient pour toutes les découvertes des sciences, des mathématiques et des techniques : c'était une période d'effervescence dans tous les domaines. Le pragmatisme indispensable basé sur la connaissance anatomique donnait à la chirurgie ses lettres de noblesse d'un concept mécanique nettement plus en faveur dans les esprits que les fumeuses spéculations d'une médecine infatuée. Les « sujets français » après l'éclairage des « lumières » rêvaient que le Roi prit en considération la nation et lui confia sa part de responsabilité en reconnaissant un droit de contrôle sur le gouvernement comme une capacité à intervenir dans la définition de la Loi.

Les premières mesures de Louis XVI étaient sages expliquant l'enthousiasme de Voltaire. Il en était ainsi lorsqu'il rejeta le triumvirat de son prédécesseur (Maupéou, Abbé Terray, d'Aiguillon) en faisant appel à Anne Robert Jacques Turgot baron de l'Aulne qui avait été, avec succès, intendant du Limousin de 1761 à 1774. Au cours de cette haute fonction il avait conçu une modernisation de la poste avec des véhicules légers et rapides dits les « turgotines ». Il avait supprimé le système des « corvées » pour confier la réalisation du réseau routier à des entreprises aux frais des paroisses, l'entretien étant assuré par un corps de cantonniers. La première application de ce principe avait été la réalisation de l'axe royal Paris-Toulouse qu'ont emprunté, Alexis Boyer, Guillaume Dupuytren et Jean Cruveilhier… préfigurant la « route nationale 20 » dont 100 lieues furent rapidement faites par l'ingénieur Tresaguel. A hauteur d'Uzerche de riches propriétaires s'opposèrent aux projets, notamment Xavier Laporte, tanneur, mais Turgot résista aux sollicitations de Trudaine, responsable des Ponts et Chaussées à Versailles (L. Bournazel). Pendant son séjour en Limousin, A.R. Turgot écrivit en 1766 une thèse : « Réflexion sur la formation et la distribution des richesses ». Il est regrettable que ni Louis XV ni Louis XVI n'aient pas compris la portée de cette thèse dont l'application aurait évité les inutiles massacres de la Révolution. Formé chez les Physiocrates, économiste, philosophe et libre penseur, A.R. Turgot proposait de vastes réformes : faire des économies sur les dépenses énormes de la Cour, sur les pensions innombrables, sur les emplois inutiles et onéreux. Il voulait réformer la fiscalité, supprimer les abus des droits féodaux et corvées, créer la liberté du commerce et de l'entreprise. Il imaginait des élections d'assemblées locales, premiers pas vers la représentation nationale. En mars 1776, il présenta un édit qui souleva contre lui la réprobation générale des tenants des privilèges et du corporatisme. Clairvoyant certes, mais rigide et dogmatique, A.R. Turgot ne pouvait que déplaire. Et pourtant, en réalisant ce programme Louis XVI serait devenu le Roi citoyen souhaité par son Peuple. En consacrant un pouvoir partagé il eut évité la révolution d'un tiers-état qui en fait ne réclamait qu'une petite voix au chapitre ! En renvoyant A.R. Turgot, le 12 mai 1776, Louis XVI avait perdu la dernière chance.

L'Europe du XVIII^e^ siècle était socialement et politiquement organisée en royautés apparentées et solidaires dans chacun des pays, après bien des luttes au cours des siècles précédents. Le Peuple de France éclairé par ses philosophes et ses savants groupés en confrérie « des lumières » prenait conscience de la rigidité d'un système qui, en dehors des privilégiés, ne laissait aucune chance de promotion aux petites gens de la rue et des campagnes. Le jeune français était déterminé par le lieu et la famille de naissance. La haute noblesse de Cour avait la puissance qu'elle partageait avec le haut clergé tandis que le petit hobereau de province et le modeste curé de campagne n'arrivaient pas à tenir leur rang. Au bas de l'échelle sans guère d'amélioration de leur situation, les familles d'artisans, de petits commerçants, de paysans et autres travailleurs manuels étaient méprisées voire exploitées par la grande bourgeoisie possédante, protégée par le corporatisme et les Parlements. Le monde médical était enfermé dans une conception univoque d'une université dominée par la Corporation et l'église à l'exception des chirurgiens bénéficiant depuis 1731 des faveurs royales.

Il est intéressant de rappeler l'évolution historique à l'époque de nos trois chirurgiens limousins à Paris. Alexis Boyer a connu à Paris tous les événements de 1774 à 1833. C'est dire qu'il a connu la terrible période révolutionnaire puisqu'en 1787 il était chirurgien gagnant maîtrise à l'hôpital de la Charité. G. Dupuytren était interne au collège des colonies de 1789 à 1792 mais les idées révolutionnaires franchissaient les murs et lorsqu'il revint étudiant en médecine en 1794, il était atteint par cette fièvre collective qui révéla tant de savants presque imberbes comme le Montbéliard, Georges Cuvier (1769-1832), le Limousin Joseph Gay- Lussac (1778-1850) ou Étienne Geoffroy Saint Hilaire (1772-1884). En 1789, l'assemblée de Versailles pouvait être l'occasion d'une unité nationale réclamée par le tiers-état soit 24 millions de sujets contre 280 000 nobles et ecclésiastiques. L'arrogance d'une caste de privilégiés était devenue insupportable comme le soulignent tous les historiens, peut-être avec une résonance psychologique supérieure à la réalité des faits. À l'ouverture des Etats Généraux le 5 mai 1789, le Roi aurait dû prendre l'initiative d'une Convention préconisée par A.R. Turgot 20 ans plut tôt ! Face à cette carence l'Assemblée nationale Constituante (juillet 1787 à septembre 1791) après serment du Jeu de Paume le 20 juin 1789, s'était donnée pour rôle d'établir les réformes. Cette assemblée fut dominée par Gabriel Honoré Riquetti, comte de Mirabeau (1749-1790), qui, bien que né au Château de Brignon en Orléanais, était de souche limousine par sa mère Geneviève de Vassan qui avait épousé en 1743 l'économiste célèbre Victor Riquetti, marquis de Mirabeau qui faisait partie du groupe philosophique des physiocrates comme A.R. Turgot. Il avait écrit « l'Ami des hommes » en 1756 et « Théorie de l'impôt » en 1760. Il connaissait bien Madame de Pompadour qu'il fréquentait à Paris mais qui ne vint jamais dans son château corrézien ! Honoré Gabriel Riquetti de Mirabeau avait un frère, André Boniface dit Mirabeau-Tonneau, né en 1754 et une sœur aînée Charlotte née en 1747 qui épousant

Charles Philibert de Lasteyrie (1759-1849) devint Marquise du Saillant en Corrèze. Leur fils fut Ferdinand de Lasteyrie (1810-1879), membre de l'Institut, député de la Seine qui écrivit de nombreux ouvrages sur les émaux, les vitraux et la céramique. Il eut un fils Robert (1849-1921), professeur à l'école des Chartes, député de la Corrèze (in Corrèze édit. Bonneton 1990). La mère d'Honoré Gabriel, comte de Mirabeau était la fille d'Anne Thérèse de Ferrieres et de Charles Marquis de Vassan, baron de Pierre-Buffière, brigadier des armées du Roi. La grand-mère d'Honoré Gabriel comte de Mirabeau était Anne de Chouly de Permangle qui avait épousé en 1678 Charles Joseph de Ferrières, marquis de Sauvebœuf, seigneur de Pierre-Buffière (Haute-Vienne) et premier baron du Limousin résidant à Aygueperse (commune de Saint Bonnet Larivière). Ce marquis avait participé à une marche contre Uzerche en 1651 et il était colonel du régiment que la ville de Tulle offrit au Roi Soleil en 1689.

Honoré Gabriel Riquetti, comte de Mirabeau a vécu une jeunesse agitée et il fut emprisonné 3 ans au donjon de Vincennes (1777-1780) «pour avoir enlevé Sophie du Monnier». À la veille de la Révolution il était en fait rejeté par la noblesse. Pour les Etats Généraux de 1789 il avait été élu représentant du tiers-état d'Aix. Il vivait assez peu à Paris et très souvent en Limousin.

Henry de Jouvenel qui épousa en 1912 l'écrivain Sidonie Gabrielle Colette, était journaliste puis sénateur de la Corrèze, propriétaire du château de Castel Novel, près de Varetz au nord de Brive. D'après lui, le marquis de Mirabeau, en 1771 avait présenté son fil Honoré Gabriel à la Cour et dans les salons de Paris, situation évidemment différente des conditions habituelles de vie en Limousin. Le comportement du jeune comte attira la réflexion désobligeante de Madame du Barry: «que sa Majesté est bonne de recevoir maintenant des paysans à Paris». Dès lors s'explique la verve délurée du célèbre orateur de l'Assemblée Constituante apostrophant le 23 juin 1789 le Marquis de Dreux-Brezé: «allez dire au Roi que nous sommes ici par la volonté du Peuple et que nous n'en sortirons que par la force des baïonnettes» vengeance contre le Roi du «paysan» fils, petit fils et arrière petit fils de marquis Limousins (H. de Jouvenel, *La vie orageuse de Mirabeau*, Plon 1928). Le 14 juillet 1789, Mirabeau concluait «tout l'antique édifice usé, vermoulu dans tous ses appuis, pourri dans tous ses biens est tombé dès le premier choc pour ne se relever jamais». C'est alors que la Commune se donna pour Maire Bailly et la Garde nationale prit pour commandant, en souvenir de l'indépendance américaine M.J. Moutier, marquis de La Fayette (1757-1834), strict contemporain d'A. Boyer. C'était comme H.G. Comte de Mirabeau un noble libéral qui fonda avec Antoine Barnave le groupe des Feuillants en 1791, se réunissant dans l'ancien couvent des Feuillants, près des Tuileries puis il fut décapité en 1793.

Le 17 juillet Bailly remettant à Louis XVI la cocarde tricolore déclarait: «Henri IV avait reconquis son Peuple, ici le Peuple a reconquis son Roi». Les journées d'octobre 1789 montrèrent le pouvoir de la foule. Mirabeau essaya de faire la réconciliation mais en vain jusqu'en septembre 1791, date à laquelle Louis XVI prêta serment à la Constitution. Pendant 2 ans, après la fête de la Fédération du 14 juillet 1790 au Champ de Mars où la messe fut célébrée par Talleyrand, assisté par son vicaire général né en Corrèze, Martial Borye Desrenaudes, Mirabeau tenta d'obtenir la Monarchie Constitutionnelle par les élans répétés de ses dons d'orateur… Mais en vain, jusqu'à son décès brutal en 1791, qui fut suivi d'un deuil national, avec inhumation au Panthéon… dont il fut «retiré en 1792 pour collusion avec la Cour».

L'Assemblée Législative (octobre 1791 à septembre 1792) ne clarifia guère les problèmes. La Convention (septembre 1792 à octobre 1795) correspondait aux exactions de la Terreur. Guillaume Dupuytren était venu en 1789 au Collège des Colonies (ex collège de la Marche) rue de Montagne Sainte Geneviève. Il était reparti à pied en Limousin en 1792 «ses humanités terminées» puis il revint à Paris en 1794 pour s'instruire à l'école de médecine nouvellement ouverte sous la direction de M.A. Thouret, frère d'un conventionnel ami de son oncle, Pierre Victurnien Vergniaud.

Pierre Victurnien Vergniaud, 1753-1793, né à Limoges, avocat, député à l'Assemblée Législative puis à la Convention, participa à la disparition des Feuillants. Il faisait partie des Girondins qui furent appelés au gouvernement avec le général Dumouriez (1739-1823) au ministère des Affaires étrangères dont le nom reste attaché aux batailles de Valmy et de Jemmapes et aussi avec Roland au ministère de l'Intérieur dont l'épouse Manon Roland de la Planète (1754-1795) était une républicaine rigide et obstinée jusqu'à la guillotine.

Les Girondins voulaient la guerre pour consolider la Révolution et l'étendre à l'Europe. En fait à la Convention se nouait un drame entre les Girondins et les Montagnards. Les Girondins avec Vergniaud souhaitaient une République généreuse et raisonnable, démocratique dans son principe, sénatoriale dans sa gestion pour donner au peuple la souveraineté avec la décision et aux élites, qualifiées par la culture, le savoir-faire de la direction des affaires. Les Montagnards avec Robespierre préconisaient au contraire la démocratie directe et son substitut naturel, la dictature, refusant la République représentative qu'ils assimilaient à un régime aristocratique. La République des Girondins apparaissait comme une machine à promouvoir la compétence et le talent ce que ne voulaient pas les Montagnards ni les Jacobins qui accusaient les Girondins de contre-révolution et de trahison à la République. La majorité de l'opinion et de l'armée était favorable à la clémence pour le Roi et concevait avec les Girondins la souveraineté populaire infaillible. Vergniaud défendait « l'appel au Peuple »... « la vertu ayant toujours été une minorité sur la terre ». À l'opposé Robespierre soutenait que « faire appel au peuple serait favoriser sa faiblesse et son ignorance avec le risque de guerre civile ». Mieux valait s'en remettre à la minorité patriotique et zélée de l'Assemblée.

La Montagne répondait à Vergniaud par accusation calomnieuse : la fameuse armoire de fer découverte aux Tuileries contenant la preuve de la collusion des Girondins et du Roi. On accusa Roland, qui l'avait ouverte, d'avoir fait disparaître les papiers compromettants pour ses amis Girondins. Les Montagnards accusèrent directement Vergniaud de s'être rallié, contre le Peuple, à la cause de Louis XVI. Il réussit à convaincre l'assemblée de son innocence mais les Girondins durent dès lors prouver leur détermination républicaine en affirmant leur haine pour le Roi. Les Girondins convaincus de la culpabilité du roi ne voulurent pas l'épargner ce qui aurait mis en danger la République en faisant le jeu des extrémistes, des Jacobins, de la Commune, de Robespierre et de Marat. La Convention transformée en Haute Cour ne pouvait qu'aboutir à la condamnation du Roi malgré une faible majorité dont les voix des Girondins et celle de son cousin Louis Philippe d'Orléans, dit Philippe Egalité, qui mourut lui aussi sur l'échafaud. La Convention signa la chute sanglante de la royauté entourée de beaucoup d'exécutions dont celle de P. Vergniaud qui avait été arrêté le 2 juin 1793. C'était la fin des Girondins et la place libre pour Robespierre.

Le Consulat et le Premier Empire rétablissant l'ordre social avec un pouvoir central fort, l'expansion économique reprit en France mais l'état de guerre permanent aboutit à un rejet. Un événement n'a pas pu laisser indifférent G. Dupuytren : le passage du pape Pie VII à Pierre Buffière. Après sa captivité à Savone le souverain pontife pour rejoindre Rome quitta Fontainebleau le 23 Janvier 1814, libéré par Napoléon Iᵉʳ après la défaite de Leipzig. « Dans deux voitures où dans la première avait pris place le pape et Monseigneur Bertazzoli Archévèque d'Edesse, dans la seconde se trouvait le commandant de gendarmerie Lagorse, le docteur Porta et deux camériers : on le reconduisit à Rome » (*À l'ombre de mon clocher*, J. Bureau – 1950). L'itinéraire évitait les grandes villes. Le cortège entra en Limousin le 27 janvier. Le pape coucha à Morterolles ; il fut accueilli par Monseigneur Dubourg, évêque de Limoges. Le pape Pie VII arriva à la tombée de la nuit à Pierre Buffière où il passa la nuit à l'Hôtel des 3 anges dans la nuit du 28 au 29 Janvier 1814... là même où G. Dupuytren avait été enlevé en 1780 par une dame Anglaise. Une plaque commémorative de la présence de Pie VII est apposée sur la façade de l'Hôtel des 3 Anges. Le 29 Janvier le maire, Monsieur Barnouilh et le baron de Roulhac Procureur Impérial, revêtus de leurs insignes furent reçus par sa Sainteté en présence de l'Abbé Mazart, curé de Pierre Buffière puis le cortège repartit vers Magnac Bourg et Masseret pour arriver à Montauban en février 1814.

Lors des Cent jours, la Fédération du Massif Central déclarait : « les rois veulent dissoudre une Nation dont le courage les effraie ». Néanmoins, le 20 mars 1815, Napoléon était de retour à Paris et selon R. Chateaubriand (mémoires d'outretombe V) « Les aigles qui avaient volé de clocher en clocher, de Cannes à Paris s'abattirent fatiguées sur les cheminées des Tuileries sans pouvoir aller plus loin ».

Le régime de la Restauration, après les Cent jours, donna l'illusion du calme retrouvé mais le malaise social grondait comme le prouvaient les émeutes successives des « Trois Glorieuses » vécues sur le terrain par G. Dupuytren et J. Cruveilhier, et en 1835, l'année du décès de G. Dupuytren, l'attentat de Fieschi contre Louis Philippe. L'opposition des Républicains et Bonapartistes se durcissait. L'extension financière de la bourgeoisie était en contradiction avec la paupérisation des ouvriers et des fonctionnaires. Les scandales mondains dont l'assassinat de la Duchesse de Choisel-Praslin, la spéculation des chemins de fer, la crise agricole, la rigidité de Guizot, conduisirent aux calamiteuses journées de Février 1848 avec la chute de Louis Philippe et l'avènement de la deuxième République qui fut bien accueillie par le milieu médical en général au point que « l'Union Médicale » créa un fonds par souscription « destinée à la République ». Mais l'agitation sociale perdura, engendrant une crise politique grave exprimée par les émeutes de Juin 1848, sévèrement réprimées par le général Cavaignac (1802-1857), originaire du Lot, chef du pouvoir exécutif, disposant des pleins pouvoirs. Il s'agit de l'ancien colonel des zouaves tant vanté par le major R.D. Pontier lors de la création d'Orléans Ville (voir A. Boyer). La deuxième République touchait à sa fin et le 1er décembre 1848 Louis

Napoléon Bonaparte était élu au suffrage universel président pour quatre ans. Le 4 Décembre 1851, les émeutes recommençaient avec leurs lots de massacres, aboutissant à l'élection pour dix ans du Prince président qui deviendra Empereur le 2 Décembre 1852. C'était la marche du parti de l'ordre vers le Second Empire qui fut une période d'expansion politique, sociale et financière par réalisation de grands travaux sous l'influence du baron Haussmann, d'une société industrielle malgré le désagrément d'un colonialisme avéré et « d'un esclavagisme » du monde ouvrier.

Pendant ces périodes de Louis Philippe et de Napoléon III, J. Cruveilhier était le seul survivant du conquérant trio des chirurgiens limousins à Paris. Jusqu'à sa retraite en 1866, il a connu les prémices de la chirurgie moderne avec abord des viscères abdominaux grâce à l'anesthésie et à l'asepsie. De son service de la Salpétrière, il a connu en 1854 l'édification de l'hôpital Nord qui deviendra Lariboisière et en Janvier 1849 à la mort de Blandin, l'arrivée de A. Jobert de Lamballe à l'Hôtel-Dieu avec Ph. Boyer fils, 14 ans après la mort de G. Dupuytren. En 1835, au décès de G. Dupuytren, l'Hôtel-Dieu comptait 968 lits dont 231 pour 3 services de chirurgie. La chaire de G. Dupuytren était occupée par P.H. Roux, gendre de A. Boyer. La mortalité par infection était considérable : d'après de J.-F. Malgaigne (1836-1841), après amputation elle était de 100% pour le bras, 60% pour la cuisse, 10% pour les doigts et les orteils. Alors que P.F. Percy en 1813 avait guéri 86 des 92 amputations et que D. Larrey avait guéri 15 des 18 désarticulations de l'épaule par opération immédiate sur le champ de bataille sans hospitalisation et avec pansements à l'alcool camphrée. Alphonse Guérin (1816-1895), dans sa thèse, avait compris le principe de l'antisepsie. Aristide Verneuil (1823-1895) s'attachait à l'infection hospitalière. Edouard Chassaignac (1804-1879) préconisait la prévention de l'infection par l'hémostase et le drainage du foyer opératoire.

J. Cruveilhier a connu les actions bénéfiques de Haussmann, Belgrand et Alphand pour réduire les zones insalubres de Paris, créer des espaces verts au Bois de Boulogne et au Bois de Vincennes, réaliser les Halles, les nouvelles gares des chemins de fer dont la première érigée fut la gare de l'Est. Les grandes avenues de largeur impressionnante pour l'époque et les grands immeubles du centre de Paris traduisaient l'essor du marché financier, résultat de la « poussée Haussmannienne ». En cette fin du XIXe siècle, J. Cruveilhier a connu l'installation Avenue Victoria de l'Administration Centrale de l'Assistance Publique (1854), la réorganisation des systèmes de soins hospitaliers quelques années plus tard avec la « révolution Pasteurienne ». J. Cruveilhier fut le témoin d'innovations architecturales tel le Palais de l'Opéra de Charles Garnier, le premier bâtiment français signé par son auteur, et d'une révolution commerciale en route vers la grande distribution avec la réalisation du « bon marché » par Aristide Boucicaut en 1865.

## Influence des arts et de la littérature

Comme le monde médical, le milieu littéraire fit aussi sa révolution au XIXe siècle avec l'avènement du romantisme qui, après François René de Chateaubriand (1768-1848) et Alphonse de Lamartine (1790-1869), a connu deux ténors : Alexandre Dumas (1802-1870) et Victor Hugo (1802-1885) tous les deux fils de généraux du premier Empire ayant le « culte du père héros ». Malgré des brouilles épisodiques, ces deux géants suivirent le même but après les présentations de « Henri III et sa Cour » d'Alexandre Dumas en 1829 et « Hernani » de Victor Hugo en 1830 qui mirent en émoi les cercles littéraires.

Déçu par son échec à l'Académie française et la déroute aux élections de 1848, Alexandre Dumas partit en Italie avec Garibaldi en 1860. Romancier historique, Alexandre Dumas disait : « oui, je le reconnais, je viole l'histoire, mais je lui fais de beaux enfants ». Alexandre Dumas, comme Alexis Boyer, saute-ruisseau chez un notaire dans son adolescence, avait demandé en 1822 « la bénédiction de Talma » ce qui fut une réussite pour celui qui avait dit « j'aime qui m'aime ». À l'inverse de nos trois Limousins fils du peuple, Alexandre Dumas était fils du Marquis Alexandre Antoine de la Pailleterie dont en contrepartie, la mère Marie Cesette était une esclave noire de Saint Domingue. Opposant à Charles X il a toujours été républicain disant de la révolution de 1830 : « c'est cette jeunesse ardente du prolétariat héroïque qui allume l'incendie il est vrai, mais qui l'éteint avec son sang ». C'était l'expression philosophique d'une admiration littéraire qui correspondait très bien à l'action et à l'éthique de G. Dupuytren et J. Cruveilhier. Il est logique après 130 ans d'oubli de transférer en 2002 la dépouille de ce tonitruant personnage du cimetière de Villers-Cotterêt au Panthéon pour le bicentenaire de sa naissance.

Membre de l'Académie française et parlementaire élu, Victor Hugo s'exila à Guernesey sous le second Empire, écrivant coup sur coup entre 1852 et 1862 : *Les Châtiments*, *Les Contemplations*, *La Légende des Siècles* et surtout *Les Misérables*, exprimant par le personnage de Gavroche l'esprit des Trois Glorieuses qui a du émouvoir J. Cruveilhier encore à Paris. Victor Hugo, le tribun sûr de lui, exprimait son ego à la face du monde : « quand je dis je, je dis tu, insensé qui crois que je ne suis pas toi ». Ses violentes diatribes contre Napoléon III et le second Empire marquèrent la fin du XIXe siècle d'un républicanisme de combat qui influença François Chénieux, chirurgien-maire de Limoges, dernier élève de Cruveilhier (1845-1910) et le cadurcien Léon Gambetta (1838-1882), l'homme de la Défense nationale en 1871 qui mourut d'une crise d'appendicite rétro-cæcale non opérée.

En France, qui apprécia la création de la « Flûte enchantée » de Wolfgang Amadeus Mozart (1756-1791) affirmant avant son décès son appartenance à la franc-maçonnerie ? Si les plaisanteries de Papagano faisaient rire la terrible Reine de la nuit, elles faisaient frémir Sarastro et ses prêtres assemblés comme en loge, en provoquant une crainte superstitieuse mêlée de curiosité. Ni Alexis Boyer, beaucoup plus préoccupé par son insertion hospitalière, ni Guillaume Dupuytren, potache de 14 ans, ne s'intéressèrent à ce phénomène artistique. Jean Cruveilhier, lui, venait de naître le 9 février 1791 à Limoges à l'écart des violences sous la protection de sa mère jusqu'en 1806 avant d'entrer au lycée impérial.

Y eut-il une réaction dans le milieu médical lorsqu'en 1836, Hector Berlioz (1803-1860), proposa la nouvelle orchestration de la Marseillaise après l'avoir soumise, juste avant sa mort, à Claude Rouget de L'Isle, auteur en 1792 du «Champ de guerre de l'Armée du Rhin» ?

Il est regrettable que nos trois Limousins, Alexis Boyer, Guillaume Dupuytren et Jean Cruveilhier, soient restés à l'écart des mouvements littéraires et n'aient pas connu personnellement ni Alexandre Dumas, ni Victor Hugo, ni Alfred de Vigny (sauf Jean Cruveilhier à l'occasion du cancer de l'estomac) ni Talma (sauf en tant que malade pour G. Dupuytren). Préoccupés uniquement par leur activité d'enseignement et de pratique de la chirurgie ces trois hommes n'eurent aucun contact avec le développement contemporain des arts et de la littérature. Bien qu'on prétende qu'ils lisaient les textes latins, il n'est pas démontré qu'ils aient connu ceux de leur compatriote Étienne Baluze (1630-1718) né dans une «famille de robins» à Tulle dont il fut l'historien, bibliothécaire de Colbert et professeur en droit canon au Collège royal mis en index pour son «Histoire généalogique de la Maison d'Auvergne», la famille de Bouillon n'étant pas en Cour? Ont-ils lu la langue réputée si pure de M.A. de Muret (1526-1585), humaniste de Haute Garonne, littérateur et musicien qui a dû rencontrer à la cour de François I^er^ vers 1545 Edouard Limosin et Jean Dorat. Accusé de «mœurs contre nature» il s'installa à Rome en 1559, y étant ordonné prêtre en 1576. À côté de poèmes latins et de commentaires sur Ciceron, Salluste, Plaute, il fit des commentaires sur les «amours» de Pierre de Ronsard dont voici huit vers d'un sonnet:

> Las, je me plains de mille et mille et mille
>
> Soupirs qu'en vain des flancs je vois tiran

Heureusement mon plaisir martirant
Au fond d'une eau qui de mes pleurs distille,
Puis je me plains d'un portrait inutile
Ombre du vrai que je suis, adorant
Et de ces yeux qui me vont dévorant
Le cœur brûlé d'une flamme gentille.

Il est possible que lors des séjours à Sussac, Jean Cruveilhier ait rencontré Suzanne Valadon (1867-1938) née à Bessines sur Gartempe et Auguste Renoir (1841-1919) né à Limoges qui s'illustra dans le mouvement impressionniste. Il est dit que Berthe Morisot (1841-1895) égérie des impressionnistes serait venue en Haute-Vienne avec Auguste Renoir et Eugène Manet. Elle admirait J.B. Corot (1796-1878) qui a beaucoup fréquenté le Limousin dont il appréciait les rivières: « C'est par ces eaux bruyantes et courantes que le Limousin triomphe ». Au pays de Briance et Ligoure, au Mas Bilier, près du Vigen, il peignait en 1851 : « Solitude en Limousin ». Cette toile initialement achetée par l'Impératrice Eugénie fut vendue 350 000 Francs en 1912. Il aimait la vallée de la Glane dont un site a été baptisé : « Le salon de Corot » où, sur un rocher, fut implanté un médaillon en bronze le représentant exécuté par Coutheilhas, près d'Oradour sur Glane. Il est navrant que J. Cruveilhier n'ait pas eu connaissance du talent du célèbre dessinateur Alfred Grévin (1827-1892) qui aurait pu illustrer avantageusement les traités d'anatomie descriptive et d'anatomie pathologique.

Alexis Boyer malgré les exhortations de l'Empereur Napoléon 1^er ne vit jamais jouer Talma. Il est évident qu'il n'a jamais eu connaissance de l'énorme succès du « mariage de Figaro », prémonition de Beaumarchais au XVIII^e siècle concernant la révolution intellectuelle et socio-politique. Nos trois chirurgiens ont-ils apprécié le néoclassicisme impérial de David après les turpitudes de la Terreur? Guillaume Dupuytren, n'appréciait ni la peinture ni la musique. Il faut savoir que son portrait a été peint à la Villa Médicis par Horace Vernet lors du voyage en

Italie en 1834, juste un an avant son décès. L'acharnement de la malédiction fit que l'original a été détruit par incendie mais il reste heureusement une belle copie au Musée d'Histoire de la médecine à Paris. ll est vraisemblable que Jean Cruveilhier n'ouvrit pas le livre sur l'histoire de France que lui offrit le neveu de François René Vicomte de Chateaubriand pour avoir réconforté son oncle. Ont-ils eu vent du séjour d'Alfred de Vigny et George Sand à Venise et de la fastueuse réception d'Alexandre Dumas au château de Monté Cristo ? Ont-il eu connaissance des «Méditations» de Lamartine dont Sainte Beuve disait «on passait subitement d'une poésie sèche, maigre, pauvre, ayant de temps en temps un petit souffle à peine, à une poésie large, vraiment intérieure, abondante, élevée et toute divine». Peu leur importait qu'au théâtre français, il dût y avoir des «Géorgiens» et des « Carcassiens» les uns tenant pour Mademoiselle George, les autres pour la maigre Mademoiselle Duchesnois et qu'à l'opéra, comme devait le dire Madame de Rémusat: «on n'allait plus qu'entendre les jambes de Madame Gardel».

Il est dommage qu'enfermés dans leur cercle chirurgical ils n'aient pas apprécié les allusions d'Eugène Sue (1804-1857) dans *Les Mystères de Paris*, *Le Juif errant* ou *Les Sept péchés capitaux*. Alexis Boyer aurait pu connaître l'économiste expert en agronomie Arthur Young (1741-1820) qui publia en 1791, en langue anglaise il est vrai, ses impressions et réflexions *Voyages en France* étudiant notamment l'axe Limoges-Uzerche-Brive décrivant des vues d'une beauté singulière, s'extasiant devant la qualité des routes et faisant des critiques sur le mode d'exploitation agricole dans ce temps avec prémonition d'une crise sociale.

D'après Henri Mondor, G. Dupuytren lisait les *Lettres persanes* et *Jacques le Fataliste* mais a-t-il attaché quelque importance aux nouveautés littéraires comme *Atala* et *Le Génie du Christianisme* publié en 1801 ? A-t-il parcouru *La correspondance des Œdipes* de Lucet ?

J. Cruveilhier a-t-il lu quelques extrapolations du Nantais Jules Verne (1826-1905) qui auraient pu satisfaire son goût de découverte ? A-t-il lu « Notes d'un voyage en Auvergne » de Prosper Mérimée (1803-1870), cet inspecteur des monuments historiques qui relata en 1837 dans un style sobre, rapide et précis les richesses artistiques des régions Berry-Limousin-Auvergne, décrivant les ruines de Chalusset, le Pic d'Uzerche, la vieille église de Saint-Amand près de Saint-Junien, évoquant les séquelles des pratiques païennes. A-t-il connu l'abbé Hippolyte Michon, archéologue et historien limousin (1806-1881) né à La Roche près Feyt et Octave Lacroix né à Bouchard près d'Egletons en Corrèze (1827-1901), secrétaire de Sainte- Beuve, poète célébrant la terre corrézienne (rimes amoureuses – chanson d'avril) :

« Chers bouleaux plantés par ma mère,

Eau plaintive et sans voix amère

Sous votre ombre et dans votre bruit

Au bout de ma veille éphémère,

J'irai dormir la grande nuit »

Vœux de poète non exaucés puisqu'il repose à Ciboure comme A. Boyer et G. Dupuytren à Paris.

Rien ne prouve que J. Cruveilhier appréciât les œuvres d'Offenbach (1819-1880) comme les « Contes d'Hoffman » ou « Orphée aux enfers » ni qu'il ait lu les études sociologiques des masses prolétariennes d'Emile Zola (1840-1902) ou celles d'Honoré de Balzac (1789-1850) telles que « Le curé de village » « La comédie humaine » ou « Les paysans ». Il est probable qu'il a lu « La messe de l'athée »... Mais il n'a fait aucun commentaire.

Volontairement ou non, probablement par coïncidence, la profession chirurgicale délaissait l'art pour se consacrer à la science, au risque de dire comme le comte Pierre Louis Roederer (1754-1835), ancien directeur de l'instruction publique avant Fourcroy, visitant les salons des Tuileries : « C'est triste » auquel Napoléon Ier répondait : « Oui, comme la gloire ».

# Épilogue

« Un prince dans un livre apprend mal son devoir
les exemples vivants sont d'un autre pouvoir. » (*Le Cid* acte II)

« L'édifice doit aller de la fin à la forme et de la forme à la disposition de l'ordre. » (Saint Thomas d'Aquin)

Cette monographie a pour but de rappeler la prestigieuse histoire de trois Limousins ayant gravi par intelligente ténacité les échelons hospitaliers et universitaires de la carrière chirurgicale à l'aurore du XIXe siècle à Paris. Profitant de concepts sociaux et professionnels nouveaux offerts par la Révolution après le siècle « des Lumières », ils ont su saisir l'occasion en occupant brillamment avec efficacité le devant de la scène à Paris, et de surcroît en Europe, pendant 117 ans.

Ce motif de fierté du milieu chirurgical de France retentit par résonance sur les populations limousines en général. Cet épisode glorieux fait partie d'un ensemble de faits géographiques et historiques dont le déroulement au cours des millénaires explique quelques secrets de l'âme mystérieuse de l'autochtone Limousin en quelque sorte paradigme du « héros balzacien ».

Pour mieux intégrer l'aventure « de ce trio chirurgical » il convient de souligner quelques faits géographiques et historiques concernant le Limousin. On peut ainsi appliquer l'expression de François Sarda dans *Les Arago* (Tallandier Édit

2002 page 397) : « Un pays est socialement riche de ressources humaines quand des hommes et des femmes issus de ses profondeurs populaires et provinciales, unis par le sang ou les liens familiaux, participent sur plusieurs générations de l'ancien régime à nos jours, à des actions ou activités d'intérêt général, lui procurent des progrès scientifiques, sociaux, démocratiques et les diffusent au-delà des frontières nationales ».

## Rappel géographique du Limousin

Excroissance du Massif Central, constitué de roches cristallines de la chaîne hercynienne de l'Europe moyenne, le Limousin, vieux socle granitique, est situé au centre de l'hexagone français, comme si la France s'était construite autour d'une zone à la fois massive et hétérogène. À l'âge de bronze puis du fer s'y installa la tribu celte des Lémovices, dont le caractère religieux et une certaine conception de vie transparaissent encore au troisième millénaire Au cours des siècles, cette population s'est façonnée non pas une identité mais une personnalité forte par résistance aux nombreuses tentatives d'invasion de son territoire. Ainsi se réalisa une civilisation vivace avec ses mythes et ses vertus mais aussi ses craintes et ses défauts expliquant une certaine réserve d'expression empreinte d'un chauvinisme nuancé de brutalité et de xénophobie.

La géographie du Limousin a eu une influence déterminante sur l'évolution sociale, professionnelle et culturelle de ses habitants. Dans ce pays de bocages et prairies, il faut opposer la Marche avec chênes et sapins, à la Corrèze couverte de hêtres et de châtaigniers. La coulée du bas Limousin est centrée par l'axe routier numéro 20 Paris-Limoges-Brive-Toulouse. Adossée à l'Auvergne, la région est protégée à l'est par « La montagne » avec la chaîne des Monédières, (920 mètres) et le plateau de Millevaches (vasques = sources). Au Nord, il y a les plateaux de la Haute Marche et de la Creuse, sillonnés par la Creuse et ses affluents. À l'Ouest, les monts d'Ambazac et de Blond dominent la vallée de la Vienne Au Sud-est de la « montagne », s'étalent les hauts plateaux corréziens. Au Sud-ouest, le mont Gargan (731mètres), le Tuquet de Masseret (507 mètres), les monts de Chalus surplombent les plateaux de Saint-Yrieix et d'Uzerche. Plus au sud, la basse Corrèze débouche sur la plaine de Brive, dite « la porte du midi », fertilisée par trois rivières : Corrèze, Loyre, Vézère.

La situation géographique destinait le Limousin à être une zone de passage Nord-Sud. C'est ainsi qu'en Corrèze, entre Salon la Tour et Saint-Ybard s'était fait, dès l'âge du bronze, la conjonction de la route préceltique des métaux (Armorique-Méditerranée) qui fut confortée par les Romains, et la route de la viande (Nord-Sud Ouest) passant par Limoges, Le Saillant et Brive. Ces routes antiques contournaient Pierre Buffière et Uzerche aux éperons infranchissables.

À destination du Sud-Ouest, cet axe allant vers Saint-Jacques de Compostelle était considéré sur la route d'Espagne comme « l'un des grands passages du royaume » d'après un arrêt du Conseil d'Etat de 1700. À Uzerche, « la croix de Saint-Jacques (1640) est un témoin.

Formant une généralité à la fin de l'ancien régime, parmi 33, le Limousin ne fut jamais un puissant état provincial. Cette généralité comprenait haut et bas Limousin, la basse Marche et des parties de la haute Marche et de l'Angoumois. Mais grâce à des intendants intelligemment efficaces contre balançant le pouvoir du Parlement de Bordeaux, comme Aubert marquis de Tourny, Anne Robert Turgot et le dernier, Meulan d'Ablois (1784 à 1790), d'après Florence Gourdon (in Limouzi 6ème série N° 159, Juillet 2001), ce territoire a su s'adapter aux circonstances successives de l'Histoire. Depuis 1790, il est divisé en trois départements : Corrèze,Creuse et Haute-Vienne dont la meilleure description en l'an X (1802-Consulat) est celle de W. Guthrie.

## Terre des arts, des armes et des lois

Né à Bellac, Jean Giraudoux (1882-1944), a bien exprimé l'âme limousine (Siegfried et le Limousin): «Notre terre, la seule en France qui soit une et composée des mêmes roches; chaque Limousin non armé rend le même son sur toute l'étendue de sa province et, enfants, comme le maître la disait de roche cristalline, nous aimions la frapper du pied et écoutions. Nous avions un grand mépris de ceux qui ne vivaient pas comme nous sur les plus anciens granits du monde».

La découverte le 3 août 1908 par les frères Bouyssonie de la sépulture disposée au fond d'une «bouffia» (terrier en terme occitan) d'un individu neanderthalien environné d'outils de silex, à La chapelle aux saints dans le canton de Beaulieu prouve la présence d'homo erectus en Corrèze dès l'époque moustérienne (environ 55 000 ans selon la relation de J L Heim (le néanderthalien de La chapelle aux saints: découverte ancienne, réflexions nouvelles in-Bulletin de la société des lettres, des sciences et des arts de la Corrèze. Édit. Tulle 1995, p. 18 à 29.)

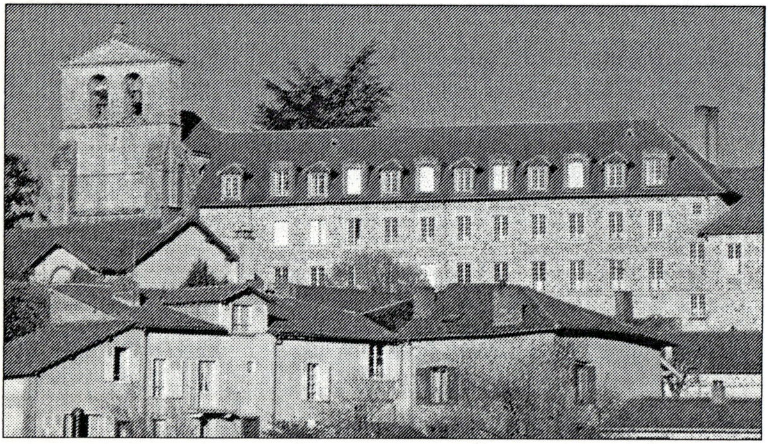

**Abbaye de Sauvignac par Saint-Eloi**

En 1979, la découverte du néandertalien de Saint-Cesaire en Gironde, datée de 36000 ans d'après un silex trouvé à ses côtés souleva la question de la continuité évolutive des cultures et de la morphologie par rencontre migratoire dans le proche et moyen Orient de Néandertal venant du Nord à Cro Magnon venant d'Afrique, formant deux sous espèces d'homo-sapiens. Le Massif Central, la Dordogne, les Charentes furent les lieux de disparition des Néandertaliens à l'occasion des grandes périodes de glaciation, il y a environ 30 000 ans. Le développement de la peinture pariétale (35 000 ans) comme à la grotte de Lascaux et de Chauvet permet de connaître le bestiaire de l'aurignacien, dernière phase de glaciation en Europe.

De Cro Magnon, des Eysies de Teyac, de Lascaux, rapidement les premiers humains arrivèrent en Limousin et formèrent une peuplade de paysans calmes, sobres, méditant pendant des siècles au rythme lent de leurs bœufs. La Christianisation a joué un grand rôle dans l'évolution du Limousin ; le début se situe vers l'An 300 sous l'impulsion de Saint-Martial, premier évêque de Limoges. Trois siècles plus tard, Saint Loup fut nommé Evêque de Limoges en 613 ; la vénération du monde agricole a perpétué jusqu'à nos jours la célèbre foire de la Saint Loup à Limoges. De cette époque patristique (Ier au VIe siècle), les innombrables saints Limousins ont répandu « le concept de *Pistis Sophia* : la lumière ne laisse aucune matière sans la purifier » et la notion de l'enceinte sacrée dans l'enceinte profane exprimée par Saint Augustin dans *de Civitate Déi* qui se traduisit ultérieurement par la magnificence des cathédrales.

Saint Éloi, Maître orfèvre, né à Chaptelat, près de Limoges (588-660), levant les yeux vers le ciel, érigea sur la terre donnée par Dagobert Ier, l'abbaye de Solignac, entre Limoges et Pierre Buffière. Plus tard, d'autres furent bâtisseurs d'églises et de cathédrales, scellant leur âme dans des moellons de granit assemblés, tandis que des artistes affinés, par leurs émaux et orfèvreries, exprimaient la poésie mystérieuse et sacrée des chasses et reliquaires. En 848, l'empereur d'Occident Charles Le Chauve créa l'Abbaye de Saint-Martial à Limoges. Parrainée par le pape et le roi de France, l'abbaye romane d'Uzerche fut commencée à la fin du XIe siècle avec une première consécration en 1085 par Hugues, Primat des Gaules, et Guy, évêque de Limoges; caractérisée par son clocher à quatre étages et sa flèche octogonale, elle fut fortifiée au XVe siècle, pendant la guerre de cent ans.

De multiples églises romanes témoignent de l'activité religieuse en Limousin. Après les épreuves de la guerre de Cent ans, s'ouvrit une ère de renouveau économique et culturel, puis à partir de 1539, apparurent les prémices du protestantisme: Philippe, marquis de Meilhards, Eustorg à Beaulieu, l'abbé Gérard Roussel à Uzerche, disciple de Marot. Les guerres de religion ensanglantèrent la région pendant 20 ans, créant un climat tragique de crise qui incita «un renouveau catholique» en fin de XVIIe siècle avec de nouvelles congrégations (Pénitents, Ursulines, Visitandines, Récollets) et des réalisations architecturales: Chapelle Saint-Martial à Ussel, les rétables d'Eyrein, de Naves, le plus majestueux sculpté par les frères Duhamel.

En exemple de vie monacale, il faut rappeler Geoffroy, Prieur de l'Abbaye de Vigeois au XIIe siècle, né à Excideuil et ordonné en l'église Saint-Martial de Limoges ainsi que Eustorg à Beaulieu au début du XVIe siècle, organiste et prêtre, ami de Clément Marot et de Rabelais, devenu calviniste à Genève qui écrivit de nombreuses chansons (Christiennes resjouyssances).

Région traditionnellement réputée pauvre, le Limousin a toujours été, en réalité un terroir agricole de polyculture, un actif foyer religieux et intellectuel ayant donné naissance à de nombreux artistes des tapisseries d'Aubusson, à des Maîtres des arts du feu (émaux Champlevés du XIIe siècle, peintures émaillées sur cuivre du XVe, des familles Penicaud et Limosin), à des peintres sur porcelaine après les fabriques royales et surtout, après l'arrivée à Limoges, en 1842, de David Haviland, à des peintres célèbres d'origine limousine tel Auguste Renoir, Suzanne Valadon et son fils Utrillo.

Après l'orfèvrerie de Saint-Eloi au VIe siécle «l'œuvre de Limoges» est l'explosion artistique des ateliers limousins des émaux sur cuivre, champlevés et cloisonnés qui, stimulés par la renommée de l'abbaye de Saint-Martial vont orner les églises et palais de toute l'Europe. Dans son livre, Emaux Limousins XII^e, XIII^e et XIV^e siècles» (Édit Gérard le Brat 1950) Marie Madeleine Gauthier commente le meurtre en 1170 de Thomas Becket, archevêque de Canterberey, primat d'Angleterre chancelier du roi qui fut assassiné par ordre de Henri II Plantagenet, souverain du Limousin depuis son mariage en 1152 avec Aliénore d'Aquitaine. La scène est figée pour l'éternité sur l'élégante chasse émaillée aux couleurs vives des émailleurs limousins de l'Abbaye de Saint-Martial (1190-1200), conservée au musée de l'Evéché à Limoges qui est très proche de celle conservée au musée du Louvre (parmi 52 chasses répertoriées du martyr de Thomas Becket).

À la Renaissance, il faut souligner l'œuvre impressionnante de Léonard Limosin (1505-1576) placé par François 1^er au chef de la Manufacture des Emaux de Limoges ; il a peint sur plaques émaillées de nombreux portraits notamment celui de Galiot de Genouillac (vers 1540) illustre par ses faits d'armes, grand maître de l'artillerie et gouverneur du Languedoc. Ce portrait d'homme intelligent et sévère, aux yeux bleu clair, au visage encadré d'une barbe et moustache blanches, portant habit noir sur fond bleu foncé, est conservé au Musée de l'Evêché de Limoges.

Les émaux peints sur cuivre (différents des champlevés et cloisonnés) ont fait acquérir à Limoges au XVI^e siècle une place exceptionnelle avec leur grisaille et leurs effets translucides. Après Léonard Limosin, toute une série de ses descendants s'illustra comme émailleurs ainsi que les familles Laudin, Noailher, et Pénicaud.

L'abbaye de Saint-Martial dont il y a très peu de vestiges à Limoges, au bas de la rue du Clocher, attirait au X^e et XI^e siècles les pèlerins se rendant à Saint-Jacques de Compostelle par Saint-Léonard de Noblat et Périgueux. Elle fut une Académie pour la musique liturgique et polyphonique en « versus » contemporain des « vers » des premiers troubadours accompagnant leurs chants par deux instruments laissant large place à la voix élégante en langue d'oc. Guillaume, 9e duc d'Aquitaine et 7e Comte de Poitiers (1071-1126), guerrier qui participa à la 2e croisade, mais libertin aux mœurs légères, fut excommunié. Initiateur des troubadours (art du trobar, c'est-à-dire trouver le mot juste pour exprimer pensées et émotions) il a su exprimer le désir de la femme aimée et l'incertitude à l'approche de la vieillesse. De *L'anthologie des troubadours*, publiée et traduite par Pierre Bec (Édit U.G.E.) voici un verset du chant :

«Ab la dolchor del temps novel» :

Il est donc juste que chacun épanouisse son cœur.

À ce qu'il désire le plus.

De la bas où est toute ma joie

Je ne vois venir ni messager, ni lettre scellée.

Aussi mon cœur ne dort ni ne rit ;

Et je n'ose plus faire un pas de plus».

Le Limousin a été aussi le berceau de la poésie des troubadours du XIIe siècle dont Bernart de Ventadorn, Bertran de Born, Uc de la Bacalaria, Gaucelm Faidit (1150-1220) né à Uzerche qui accompagna Richard Cœur de Lion en Terre Sainte et dédia de remarquables poèmes à Marie de Ventadour qui ne céda jamais à ses avances, Ebles II (vers 1115), Vicomte de Comborn, demi-frère de Pierre de Pierre Buffière, surnommé «Lou Chantaïré». Ils irradièrent tout le sud de la France et le bassin méditerranéen avec les conteurs occitans comme ils initièrent au Nord les trouvères chantant en langue d'oil. Onésime Reclus, célèbre géographe né à Orthez a dit de la «langue limousine», celle des troubadours : «Idiome le plus pur de la famille romane, c'est-à-dire, le plus perfectionné de l'Europe». (*Sites et monuments – Le Limousin* – Touring Club de France 1904). La famille des Pierre Buffière faisait partie des «Princes Limousins» qui entreprirent le voyage en Terre Sainte. Au cours de cette croisade, Guy De Bré mourut de la peste à

Laodicée faisant testament en présence de Pierre de Pierre Buffière en 1098. Au temps de Louis XV et de Louis XVI, Jean-François Marmontel (1728-1799) né à Bort les Orgues en Corrèze était un littérateur célèbre, auteur de Denis le Tyran, des Incas, de Belisaire, des Contes moraux. Protégé de la Marquise de Pompadour, de Voltaire et de Boileau, il entra à l'Académie française en 1763 dont il fut secrétaire perpétuel en 1783 puis il fut nommé en 1785 historiographe des Bâtiments de France. Lors de la Révolution, il resta « catholique et monarchiste » évitant la guillotine bien que traité par Marat de « charlatan encyclopédiste ». Il mourut d'apoplexie cérébrale le 30 décembre 1799 à Abloville après avoir rédigé ses célèbres « Mémoires ».

Jean Foucaud né à Limoges en 1747, prêtre ayant épousé les idées révolutionnaires les plus intransigeantes avec Robespierre, eut une grande activité littéraire dont des chansons et des Noëls très populaires au début du XIX^e siècle mais surtout un recueil de Fables en langue limousine publié au XIX^e siècle par Emile Ruben. Dès la fin du premier Empire s'exprimèrent Louis de Loménie et surtout Elie Berthet, feuilletoniste né à Limoges (1815-1891) qui dans une lettre à un ami le 27 Juin 1860 disait: « J'ai mieux aimé, mériter ce nom de romancier de famille que l'on m'a donné et dont je suis fier ». Il fut l'auteur d'une centaine de romans en tout genre. À partir de 1830 il vécut à Paris considérant le Limousin avec condescendance pour rappeler l'exécution publique Place des Bancs du prieur des Pénitents Rouges et les terribles forfaits du Lou Garou de Bellac. Puis ultérieurement, des romanciers du XIX^e siècle: Alfred Assolant, publiant en 1874, François Bûchamor (paysan creusois, soldat de l'An II), Arthur de la Guronnière, né au Dorat, polémiste de Napoléon III, Marcel Jouhandeau, né à Guéret en 1888 sans oublier la naissance, à Saint Junien, des frères Tharaud, Jérôme en 1874 et Jean en 1877, tous les deux membres de l'Académie française, auteurs notamment, en 1898, du « Colporteur débile ».

De nombreux hommes d'Etat sont nés à Limoges dont Henri François d'Aguesseau (1668-1751), Chancelier de Louis XV et

Sadi Carnot (1837-1894), président de la République. Le Duc de la Feuillade, François d'Aubusson (1634-1691), Maréchal de France et Vice-Roi de Sicile, en 1677, fit ériger à ses frais, la Place des Victoires à Paris. François-Joseph de Beaupoil de Saint-Aulaire (1648-1742) est né au château de Saint-Aulaire en Corrèze, dans le canton d'Ayen, non pas à Aixe/Vienne (en Haute-Vienne) malgré l'inscription en lettres d'or apposée à Aixe/Vienne au pied de la tour dite de Jeanne d'Albret. Son portrait figure au château de la Roche Gageac en Dordogne. «Gentilhomme du grand siècle», il était comparé au poète grec Anacréon par Voltaire qui l'appréciait fort. La célèbre duchesse du Maine l'appelait son «Berger Apollon». Gouverneur du Limousin, il fut soldat, poète et membre de l'Académie française; sa famille était d'origine bretonne dont Guillaume avait épousé la nièce de Duglesclin tandis que Jean avait acquis le château de la Grénerie (construit vers 1465), entre Salon la Tour et Masseret.

Pierre de Besse (1567-1639) né dans l'arrondissement d'Ussel, aumônier du Prince de Condé fut l'auteur de sermons prêchés en l'église Saint-Séverin en 1606 qui faisaient courir tout Paris (in Corrèze, édition Bonneton 1990, page 263).

Antoine de Lestang (1541-1617) président en la Cour du parlement de Toulouse, Lieutenant général de la Sénéchaussée et président du présidial de Brive a traduit «Histoire des Gaules… ».

Nicolas Gabriel de la Reynie (1625-1709) est né rue du Consulat à Limoges, baptisé en l'église Saint Pierre Duqueyroix. Durant la fronde, il défendit l'autorité royale et le duc d'Epernon, étant président de la sénéchaussée et siégeant au présidial de Bordeaux. Il fut présenté à Mazarin et à Seguier. Il a été le premier lieutenant de police de Paris (1667-1697), étant seigneur de Traslage et de Vicq-sur-Breuilh.

Étienne de Silhouette (1709-1767), né à Limoges, a été contrôleur général des finances, accusé de privations excessives «amaigrissant les contribuables»!

Avocat au Parlement de Paris, Pierre de Chignac de la Bastide (1741-1802) né à Allassac a dédié à Monseigneur le Dauphin son «Histoire des Celtes et particulièrement des Gaulois et des Germains depuis les temps fabuleux jusqu'à la prise de Rome par les Gaulois».

Habile diplomate sans scrupule, sous la Régence du Duc D'Orléans, le Cardinal Guillaume Dubois (1656-1729) de l'Académie française est né à Brive la Gaillarde, imaginant la formation de l'Europe malgré l'opposition de l'Angleterre, comme l'a souligné le Corrézien Maître J.L. Aujol avocat à la Cour d'Appel de Paris. Au Moyen Âge, trois Corréziens furent Papes en Avignon: Clément VI, Innocent VI et Grégoire XI.

Médecin et philosophe, P. Cabanis(1737-1808), membre de l'Institut et de l'Académie française est né à Cosnac en Corrèze. André Latreille, (1762-1833) né à Brive, prêtre réfractaire emprisonné sous la terreur, fut professeur au Collège de France, successeur de Lamarck au Muséum national d'histoire Naturelle; membre de l'Institut il était désigné comme «prince de l'entomologie». Jacques Barraband (1767-1809) né à Aubusson fils de lissier décora la salle à manger du château de Saint-Cloud et peignit de nombreux oiseaux des serres de l'Impératrice Joséphine à la Malmaison et illustra «Histoires Naturelles de perroquets» de François Le Vaillant, les «Oiseaux de Paradis» et «Les Guêpiers».

Ayant participé à la rédaction du Code civil de Napoléon, J.B. Treilhard (1742-1810), Conseiller d'Etat comte de l'Empire, inhumé au Panthéon est né à Brive, celui dont Napoléon 1^er disait: «une victoire sur lui me coûte plus de peine que le gain d'une bataille».

Entre 1791 et 1793, il y a eu six bataillons de volontaires en Corrèze dont le premier en 1791 comptait dans ses rangs Alexis Goudrias, oncle d'Alexis Boyer et au 6^e bataillon en 1793 figurait le capitaine Boyer- Chamard d'Uzerche, sans parenté démontrée avec Alexis Boyer. Il se maria en 1805 en l'église Sainte-Eulalie avec Marguerite Personne (arch. Dep. Corrèze 2 E/276/34).

La période de la Révolution vit s'affirmer l'amiral Grivel (1778-1869) et le général J. Baptiste-Martial Materre (1772-1843), qui fut militaire pendant 21 ans au temps de la Révolution et de l'Empire, né à Limoges mais de solide ascendance corrézienne, son père François ayant acquis une maison près de la porte Barachaude, sise 10 rue Bécharie à Uzerche, ayant appartenue à J.B. Personne de Ventuaux, au temps d'Alexis Boyer.

Il convient aussi de rappeler le général Souham né à Lubersac parti avec le 2e bataillon des volontaires de la Corrèze en 1792, ainsi que le commandant Rivière de Chamboulive avec 206 volontaires du 4e bataillon dit «Concorde» le 21 Mars 1792, le général J.B. Marbot (1782-1854) né à Brive, héros de Waterloo, Etienne-Guillaume Gautier, né à Uzerche, chirurgien major des grenadiers de la garde impériale (1783-1848) remarqué par D. Larrey à Austerlitz et à Madrid et les maréchaux J.B. Jourdan (1762-1833) né à Limoges, G. Brune (1763-1815) né à Brive, Th. R. Bugeaud de la Piconnerie (1784-1849) né à Limoges.

Au XVIIe et XVIIIe siècles, nombreux furent les membres de l'Académie française: Étienne Algay de Martignac, né à Brive en 1628, Daniel de Priezac, Jean-François Marmontel (secrétaire perpétuel en 1783), Charles Dorimont de Feletz (1777-1850), prêtre opposant de la Convention puis Membre de l'Académie française en 1827, auteur de «Jugements historiques et littéraires», et le célèbre Martial Borye Desrenaudes, né à Tulle en 1755, vicaire général de Talleyrand, ayant servi la messe de la Fédération au Champ de Mars le 14 Juillet 1790.

Un d'Arsonval, cousin du docteur Jacques Aubin d'Arsonval (1764-1841), grand-père d'Arsène d'Arsonval, parcourut l'Europe lors de l'épopée napoléonienne, devenant général d'Empire et officier d'ordonnance de Napoléon Ier. Mortellement blessé le 18 juin 1815, à Waterloo, il a son nom inscrit sur l'Arc de triomphe, Place de l'Etoile Charles de Gaulle à Paris. Originaire de l'Aube, il portait couronne comtale; sa devise était: «paraître ne veut quand être je peux». Pierre Catherine d'Arsonval (1805-1883), père d'Arsène, fut médecin à

La Porcherie (Haute-Vienne), ayant connu au cours de ses études à Paris, (1822-1827), Alexis Boyer et G. Dupuytren avec lequel il se brouilla, étant préparateur bénévole de TH. Laennec.

Après de telles évocations, il est permis de sourire des clichés sarcastiques de Voltaire parlant de la «Nouvelle Béotie» au sujet de la Corrèze dont les «autochtones n'apparaissent sur les scènes et dans les livres que chaussés de gros sabots crottés». Le géographe Malte-Brun a décrit: «Une grossièreté séculaire... population subordonnée secondaire... a rarement fait parler d'elle et n'a jamais joué un rôle politique... la race est peu développée et même maladive». Contrairement à de telles billevesées, les historiens du Limousin savent les rôles bénéfiques joués pendant deux millénaires par les habitants de cette région, certes rudes mais attentifs qui depuis l'aventure des troubadours n'ont peut-être pas eu de génie, mais sûrement beaucoup de talents.

## Le Limousin, zone de transit

Il est notoire que de nombreux «voyageurs» ont traversé le Limousin. La conquête de la Gaule par les légions romaines apporta la *pax romana* dont profita grandement le Limousin par la civilisation gallo-romaine qui s'ensuivit, au plan administratif, agricole et culturel. La seule ville importante créée par les romains fut Augustoritum (le gué d'Auguste) qui devint Limoges, sur le bord de la Vienne, centre administratif, judiciaire et commercial, notamment par les marchés de bestiaux, surtout des bovidés et le flottage des bois sur la Vienne avec le port du Naveix sous les hautes murailles soutenant la butte de la Cité avec l'Evêché et la Cathédrale Saint-Étienne. Jules César fit d'Uzerche (visurgis-viscerae arcus) «Ville citadelle sur la Vézère», un centre administratif et une place forte pour protéger le site de Tintignac (près de Naves au Nord de Tulle).

Mais «en cinq siècles l'aigle romaine fut renversée par les Wisigoths d'Euric». Les bandes sarrasines envahirent le

Limousin mais ne prirent pas Uzerche malgré un siège de sept ans d'où le surnom de « La Pucelle » pour cette ville. Elles furent disséminées par Charles Martel en 732.

Les victoires de Pépin le Bref et des rois mérovingiens permirent le redressement du Limousin. Pépin le Bref résida à Uzerche en 763 lors de sa lutte contre Waifre, duc d'Aquitaine. Il rasa Limoges mais fortifia Uzerche. En 909, l'armée normande saccagea Uzerche dont les biens furent partagés entre Turpion, évêque de Limoges, les vicomtes de Limoges et de Comborn. La lutte entre Capétiens et Plantagenets dura de 1154 à 1259. Les troupes anglaises ne purent pas pénétrer dans Uzerche. Henri Court-Mantel, frère de Richard Cœur de Lion et ses routiers brabançons furent défaits à Malemort en 1177 mais ils revinrent en 1181. Richard Ier Cœur de Lion, Roi d'Angleterre et sa mère Aliénor d'Aquitaine ont séjourné à Uzerche en 1189 puis Richard guerroyant contre Philippe Auguste, mourut d'une blessure par carreau d'arbalète au siège de Chalus en 1199, étant remplacé à la tête de ses troupes par son fidèle lieutenant Mercadier. Au cours de la troisième croisade (1209-1228), pour aller affronter les albigeois, en 1213, Simon IV, Sire de Montfort franchit les monts du Limousin, non sans difficulté. Saint-Louis a séjourné à Uzerche en 1226 et 1244, de même que Philippe III Le Hardi en 1285.

Certains prétendent qu'au cours de la guerre de cent ans (1337-1453), Jeanne d'Arc aurait chevauché au Nord de la région, aux confins du Berry. Le Prince Noir (1330-1376), fils d'Edouard II d'Angleterre, Prince de Galles, aurait séjourné à Uzerche allant faire prisonnier Jean le Bon à Poitiers, en 1356 et faisant le sac de Limoges en 1370, avant d'être chassé par Charles V et Duguesclin.

Le Château de Forsac sur la Commune de Benayes à l'ouest de Masseret dépendait de son premier seigneur Jean de Jaugnac écuyer vers 1450 descendant de Gérald de Jaugnac (vers 1090) ayant les terres de Solignac, Pierre-Buffière, Chalusset... Il épousa Isabeau Comte de la famille de Beyssac. Il était co-seigneur de Forsac avec Pierre Jaugnac. À la fin du XVIe siècle il y eu extinction de la famille puisque Léonard de Jaugnac, écuyer avait eu quatre filles avec Françoise de Lubersac; l'aînée Agnès épousa François de la Baume en 1565. La famille de la Baume fut ainsi propriétaire de Forsac, Masseret, Le Saillant... Bertrand de la Baume épousa Marguerite Beaufort Canillac. Ils furent les restaurateurs du château en 1785 d'après l'inscription gravée dans la pierre du portail. Avant la Révolution un gentil homme Périgourdin Pierre de Beaupoil de Saint Aulaire Capitaine du Régiment Berry-Cavalerie devint propriétaire du château de Forsac dans le parc duquel il planta, juste en face du château quatre platanes provenant du Trianon, présent de Marie-Antoinette en 1787... Ces gigantesques platanes existent toujours ainsi qu'une tour ronde au sud dite de Jeanne d'Albret. Ce Capitaine Pierre de Beaupoil de Saint Aulaire était un descendant de Jean de Saint Aulaire dit Comte de Saint Aulaire, qui avait précédemment acquis le Château de la Grènerie entre Salon la Tour et Masseret. Le domaine de Forsac appartient actuellement à la famille de Montbron. À la fin du XIXe siècle, le comte de Forsac invitait régulièrement à la chasse à courre, son voisin, le docteur Pierre Catherine d'Arsonval (1805-1883), maire de la Porcherie!

On dit que Jeanne d'Albret, mère d'Henri IV, aimait venir en Corrèze. Lors de son ascension du Béarn à Paris, Henri IV (1553-1610), a traversé le Limousin, dont reste trace en Corrèze à Ségur le Château et Masseret.

Jeanne III d'Albret (1528-1572), reine de Navarre, avait épousé en 1548 Antoine de Bourbon, comte de Vendôme et vicomte de Limoges. Son fils, le futur Henri IV ayant 2 ans, elle fut reçue officiellement à Limoges en 1555 pour régler un contentieux financier avec la Vicomté de Ségur. Elle considérait «les Limougeauds comme ses plus malingues et désobéyssants sujets». Au cours des guerres de religion, (1562-1598) Jeanne d'Albret séjourna souvent à Ségur (qui signifie le lieu sûr) avec son fils qui en 1569 aurait reçu à 16 ans le baptême des armes au combat de la Roche l'Abeille contre les catholiques. Le patronyme de Ségur reconnu «d'extraction chevaleresque» aurait été anobli à partir de 1435 selon Régis Valette (*Catalogue de la noblesse française contemporaine*, Robert Laffont édit. 1977). Guy IV de Comborn (issu de Ségur par sa mère) prit part en 1147 à la 2e croisade prêchée par Saint-Bernard. Au XVIIIe siècle, Philippe Henri, marquis de Ségur fut maréchal de France (1724-1801). Un de ses petits fils, Philippe Paul de Ségur (1780-1873) fut un spécialiste de l'histoire Napoléonienne. Existant depuis 876, les Ségur, d'après Michel de Grousourdy, de Saint-Pierre dans son ouvrage «Les Aristocrates», font partie de cette «petite armée de bougres à beaux noms qui marchent sur toute l'épaissseur de l'histoire et des traditions». La belle cité de Donzenac au Nord de Brive la Gaillarde a participé aux heurs et malheurs du Limousin. Sa majestueuse église abrite un splendide rétable. Cette ville médiévale a appartenu successivement aux Seigneurs de Malemort, à Catherine de Médicis et aux Princes de Rohan.

À la Renaissance, lors de sa montée à Paris, venant de Montpellier, Rabelais (1494-1553), voyagea dans la région au temps des «guerres picrocholines», dont témoigne en Haute-Vienne le Mont Gargan. De même, le célèbre potier émailleur Bernard Palissy, fréquenta les artistes limousins de la céramique. Madame de Genlis, égérie favorite du Duc d'Orléans, Philippe Egalité, séjourna au Puy Grolier d'Uzerche, y écrivant ses: «Veillées du château». Des papes passèrent à Limoges: Urbain II en 1095 se rendant au Concile de Clermont concernant la première croisade, Clément V en 1306 et Pie VII en 1814 à la fin de sa détention venant de Fontainebleau auprès de Napoléon 1er pour se réconcilier avant le retour à Rome. Il faut rappeler aussi le moine Maurice Burdin d'Uzerche, élu Pape sous le nom de Grégoire VIII (contre Calixte II) qui mourut en prison en 1126.

## RÔLE HISTORIQUE DU TRIO CHIRURGICAL

### Alexis Boyer – Guillaume Dupuytren – Jean Cruveilhier

Au terme de cet essai biographique, il convient de rappeler l'avis de J.-F. Malgaigne : « Au Moyen Âge, la chirurgie ne s'élevait guère au-dessus d'un métier, Ambroise Paré et Jean Louis Petit en avaient fait un art. Hunter la constitua à l'état de Science ». Au XIXe siècle, à Paris, un trio limousin a contribué au développement de ce double concept d'art et de science, chacun avec la particularité de sa personnalité propre, illustrant l'adage d'Ovide : « *Vis violenta viri* ».

A Boyer, préoccupé plus du salut de ses patients que de sa propre gloire et respectueux de ses maîtres, a été essentiellement le bon élève et le sage professeur dont les ouvrages étaient un brin retardataires et naïfs, s'efforçant d'améliorer sans les trahir, les préceptes hérités. Fidèle adepte du précepte hippocratique « *Primum non nocere* », il pouvait dire avec Michel de Montaigne (Essais III-13) : « Je hais les remèdes qui importunent plus que la maladie ». Il n'avait pas le génie réformateur et il ne pouvait pas dire avec Vigny : « C'est l'imagination qui est ma maîtresse ». C'était le sage du théâtre antique.

G Dupuytren, au contraire, apparaissait comme un sabreur impétueux, ombrageux soldat de l'An II refoulé, qui aurait pu prendre pour devise, celle de l'école de Saint Cyr : « S'instruire pour vaincre », résumant son besoin de tout dominer par la formule : « Ma maîtresse, c'est le pouvoir ». Il avait conçu l'avantage de l'anatomie pathologique, confiée à J. Cruveilhier pour comprendre les faits et l'intérêt de la physiologie initiée par X. Bichat pour les expliquer. Eternellement écorché vif, c'était un héros romantique.

Quant à J. Cruveilhier, il fut le plus jeune et le plus scientifique du trio, s'adonnant avec prédilection à la contemplation du visible comme à la recherche de l'invisible, reflet d'une âme cathare, héritée de quelque ancêtre du fin fond du Sud-Ouest, appliquant l'aphorisme de Guillaume d'Orange :

« Il n'est pas nécessaire d'espérer pour entreprendre ni de réussir pour persévérer ». Il aurait pu dire : « Ma maîtresse c'est la foi » en méditant Saint Thomas d'Aquin qu'il appréciait fort selon son collègue Lallemand : « Dans l'ordre de l'intelligence le degré suprême de perfection est de saisir la raison de l'ordre dans sa fin, le second dans sa forme et la troisième de connaître la disposition de l'ordre en elle-même sans se référer à un principe supérieur ».

Par leurs efforts, leur honnêteté, leur moralité, ils ont livré un vaste champ ensemencé de graines de qualité à leurs successeurs du vingtième siècle qui profitèrent de l'accélération des progrès technologiques. « Marche sur la trace des plus anciens pas... c'est le chemin qui fait le champ... J'écris ces choses au cœur de la France dans un village creusois » disait Jean Guitton de l'Académie française *(La Creuse, richesse de la France)*.

La hardiesse aidant, les chirurgiens du vingtième siècle entreprirent des opérations fantastiques comme les prothèses incorporées, les transplantations d'organes et de membres, la procréation assistée. Sous l'influence des nouveautés des matériels et des technologies, à l'aube du troisième millénaire, sont apparus les concepts de microchirurgie et de chirurgie la moins agressive possible, assistée par vidéo scopie et ordinateur, utilisant les moyens de réalité virtuelle, de télécommunication et de robotique.

Recevoir avidement est le devoir de l'élève ; ensemencer les esprits est celui de l'enseignant, sachant que suggérer inlassablement c'est créer, alors qu'imposer autoritairement peut détruire. L'adulte est un fruit dont la fleur est l'enfance. Mais des problèmes nouveaux surgissent : le patient n'est plus en relation privilégiée et singulière avec son chirurgien, il entre dans le tourbillon d'une équipe technique, pluridisciplinaire, source de consumérisme, d'interdépendance, d'aléas imprévisibles et de responsabilité partagée sinon solidaire. Nos trois chirurgiens limousins du XIX^e^ siècle pourraient-ils s'adapter à ces nouvelles circonstances ? Nous ne le pensons pas en raison de leur éthique commune, refusant les compromis, surtout pour G. Dupuytren dont le culte de la personnalité rendrait impossible une action de groupe.

Mais tous les trois peuvent être fiers de leurs actions et dire avec Charles Baudelaire (Les fleurs du mal 1861) :

« Car j'ai de toute chose extrait la quintessence

Tu m'as donné ta boue et j'en ai fait de l'or».

L'évolution actuelle du monde médical et de la société ne risque-t-elle pas de faire perdre son âme tant au soignant qu'au soigné ? Ce serait un double crime à l'égard d'Aristote et de Diderot. Souhaitons que la culture humaniste demeure encore longtemps au plus profond de l'homme moderne pour l'éclairer sans l'aveugler en lui rappelant l'art de vivre par prudente sagesse, faite de bon sens et de tolérance tel que l'exprimait le Périgourdin Michel Eyquem de Montaigne (1533-1592): «Le paysan a trop peu de savoir pour penser de travers.»

Passé, présent, futur sont des termes ignorés de l'«honnête homme» dont le temps est l'éternité. La grande leçon donnée en commun par ces trois maîtres chirurgiens du XIXe siècle est l'effort volontaire pour acquérir la connaissance du corps humain et de ses altérations tout en prônant le respect dû à l'individu malade.

Boyer, de tempérament doux mais de caractère ferme savait en particulier sacrifier sa gloriole à l'intérêt du patient. G. Dupuytren dès 1814, lors du siège de Paris, avec J. Cruveilhier, se portait au secours des blessés de toutes origines; puis lors des émeutes de 1830 et 1832, il a su s'opposer au pouvoir inquisiteur, clamant: «Je ne vois que des blessés dont je suis seul responsable». Il démontrait ainsi l'universalité des soins et l'inviolabilité de l'hôpital à l'identique de D. Larrey et P.F. Percy très en avance sur Henri Dunant, initiateur de la Convention de Genève et de la Croix Rouge. J. Cruveilhier dans sa leçon inaugurale de la chaire d'anatomopathologie en 1836 a magistralement développé le thème «*Devoir et moralité du médecin*»... c'était bien avant la promotion du mot éthique. En bref, dès le début du XIXe siècle, ils ont appliqué dans leur pratique le concept humanitaire des secours pour Aide Médicale

Urgente comme ils ont improvisé la notion de Secret Médical, un siècle avant la création du Conseil de l'Ordre des médecins. Ils ont été la matérialisation du précepte de A. de Vigny: « L'Honneur est la poésie du devoir ».

Il est permis d'imaginer que c'est à eux que pensait Jean Jaurès (1859-1914) lors de son célèbre discours sur le courage au Lycée d'Albi en 1903 : « Etre à la fois un praticien et un philosophe... choisir un métier et bien le faire... aller à l'idéal et comprendre le réel ».

Pour atteindre certaine béatitude du sommet, l'homme, fut-il chirurgien cybernéticien, devra encore savoir accepter la réflexion, la volonté et l'effort nécessaires à la réussite, en se souvenant de l'exemple donné par A. Boyer, G. Dupuytren, J. Cruveilhier, auxquels convient bien le jugement de Saint Just :

« Les Limousins mangent des châtaignes
et ne se plaignent pas. »

# Postface

*Cet ouvrage m'a beaucoup intéressé : l'écriture est simple et précise, et le texte est une relation de la vie accrocheuse de trois personnages exceptionnels, nés dans la France rurale, le Limousin, puis séduits et absorbés par Paris. Telle fut la formation de l'élite intellectuelle de la France jusqu'à une période récente. Ces trois vies s'inscrivent ainsi dans l'histoire de la société française en province comme dans la capitale, à la fois histoire du terroir et de ce phare de la pensée, de la connaissance et du pouvoir qu'était Paris au XIX^e^ et au XX^e^ siècles.*

*La relation de la vie de ces trois hommes ne relève pas de l'anecdote. Ces personnages sages et ambitieux sont parvenus à force de réflexion et de travail au sommet de l'élite médicale de ces temps et ont ainsi établi une doctrine, fondé une école, et contribué à faire la chirurgie, à en façonner le progrès. Ils l'ont conduite ainsi, avec d'autres, à cette grande discipline qu'elle est devenue de nos jours. Ainsi se fait le progrès en médecine, à force de travail, de réflexion, de recherche et d'enseignement. Ce parcours des « trois Limousins » est parfaitement décrit par l'auteur aussi bien dans leur vie publique que dans leur humanité et presque dans leur intimité ! Un parcours du terroir à la première école de médecine française de l'époque, une trajectoire de l'intelligence !*

*Pierre Vayre a très bien exposé le caractère, la carrière, l'action et l'œuvre de ces trois hommes qui se sont succédé au poste d'excellence pendant un siècle. Il est très élogieux pour le baron Guillaume Dupuytren. Il sait être aussi sévère au regard de certains de ses traits de caractère et de comportement. L'homme était probablement de relation difficile mais son courage mérite d'être mis en exergue car ses convictions étaient fortes. Certains de ses propos sont célèbres. Au soir de journées d'émeutes sanglantes en juin 1832 à Paris, les hôpitaux furent remplis de blessés. Exécutant un arrêt du ministre de l'intérieur, dérogatoire au secret professionnel du médecin (et en cela aussi odieux que l'édit de Saint Germain-en-Laye pris par Louis XIV en 1666), le préfet de police Brisquet traqua les insurgés blessés dans les hôpitaux. Conformément au code pénal de 1810 et à l'éthique médicale, les internes et les médecins restèrent muets. Le baron Dupuytren éconduit le préfet de police par ces mots « monsieur le préfet, il n'y a pas d'insurgés dans ces salles, je n'y vois que des blessés »*

*Voilà une belle leçon de déontologie médicale, une très belle image du respect dû à la personne malade, du secret du patient, de sa confidentialité ; le devoir du médecin est en effet de se taire en toutes circonstances.*

*Pierre Vayre a rendu dans ce livre un bel hommage à ces trois grands chirurgiens. Il les a magnifiquement situés dans la vie et la société de l'époque.*

***Professeur Jean Langlois***
***Président du conseil national***
***de l'ordre des médecins***

# Documentation consultée


1. ACKERKNECHT E.H.
La médecine hospitalière à Paris – 1791-1848
Édit. Payot – Paris 1986

2. P. ASTRUC
Le centenaire de la médecine d'observation
Progrès médical (supplément illustré) – 1932 N° 10 et 11

3. G. BANCAUD
Douceur du Limousin (Briance et Ligoure)
Plagnes Édit. Limoges 1947

4. Bibliothèque Municipale de Limoges N° 1220

5. L. BOURNAZEL
Histoires d'Uzerche et du pays d'Uzerche
Lemouzi – Édit Tulle 1984

6. A. CASTELOT
Napoléon III et le Second Empire
Édit Tallandier – Paris 1973

7. DE CASTRIES
La fin des rois
Édit Taillandier – Paris 1972

8. CEELS-PINELLI C.
Histoire de l'école de médecine et de pharmacie de Limoges .
1646-1991
Pulim. Édit. Limoges

9. CLANCIER G.E.
Vie quotidienne en Limousin au XIXe siècle
Hachette Édit 1976.

10. CORREZE
Édit. Bonneton – Paris 1990

11. COURY C.
L'hôtel Dieu de Paris
Expansion Édit Paris 1969

12. COUSIN M.T.
Les deux naissances de l'anesthésie française
Mémoires de D.E.A. – école pratique des hautes études – Paris Sorbonne 1997

13. COUVREUR J.C.
Histoire d'un bicentenaire : la Société de médecine de Paris
Presse médicale – Tome 25 – N°18 – p. 828/831

14. DEBLOIS
médecine et médecins en Limousin
Thèse paris 1955

15. DELAUNAY P.
Les médecins, la Restauration et la Révolution de 1830
médecine internationale – 1931-1932

16. DE LABORDERE A.
Uzerche – Son église abbatiale
Lachaise imprimeur

17. DU BOYS et ARBBELLOT
Biographie des hommes illustres de l'ancienne province du Limousin
Ardillier – Édit Limoges 1854

18. DURAND-FARUEL R.
L'internat en médecine et en chirurgie des hôpitaux et hospices Civils de Paris
Centenaire de l'Internat 1802-1902
Steinhel – Édit Paris 1903

19. FORGUE E.
Histoire de la chirurgie depuis la fin du XVIIIe siècle

Histoire générale de la médecine et de la pharmacie
Les pièges de la chirurgie en diagnostic et en thérapeutique Albin Michel Édit Paris
Editeur Masson 1939 page 15 et 16

20. FOSSARD J.
Histoire polymorphe de l'internat des hôpitaux de Paris
Cercle des bibliophiles de France
Grenoble 1982

21. FRAY-FOURNIER
Le club des Jacobins de Limoges
Charles Lavauzelle – Édit 1903

22. GALMICHE J.P.
Hygiène et médecine – Histoires des infections nosocomiales
Louis Pariente – Paris 1999

23. GENTY M.
Index biographique des membres des associés et des correspondants de l'Académie de médecine – 1820-1970
Doin – Édit Paris 1972

24. GUIVARC'H M.
Jobert de Lamballe
Collection « Contributions »
Association des Amis du Musée d'histoire de la médecine
Édit 2001

25. GUTHRIE W.
Nouvelle géographie universelle descriptive, historique, industrielle et commerciale des parties du monde (T3)
Paris 1810

26. HILLEMAND P. – GILBRIN E. – SEGAL A.
Le père Élysée et la réforme des études médicales.
Histoires des sciences médicales – 15/2 – 143/157

27. HUARD P.
Sciences, médecine, pharmacie de la Révolution à l'Empire (1789-1815)
R. DACOSTA – Édit Paris 1970

28. HUGUET F.
Les professeurs de la faculté de médecine de Paris de 1794 à 1939
Édit. CNRS – Paris – p. 245/247

29. IMBAULT-HUART M.J.
L'école pratique de dissection 1750 à 1822
Thèse de Lille III – 1975

30. LECLERC
Martyrs et confesseurs de la foi du diocèse de Limoges pendant la Révolution française
T. III – p. 232

31. MALGAIGNE J.F.
*Souvenirs de Lisfranc sur Pelletan et Dupuytren
Revue médico-chirurgicale – Paris Mars 1854
*Dupuytren
Moniteur des hôpitaux de Paris – Tome IV – 1856

32. MARX M.
Article de Beaugrand
Dictionnaire de Dechambre – Paris 1974

33. MIRABEAU H.
*Bulletin de la Société scientifique et historique de la Corrèze (Brive – Oct/déc. 1888)
*Bulletin de la Société des Lettres, sciences et arts de la Corrèze (Tulle 1904)

34. MONOD –BROCA P.H.
Des chirurgiens résistent à Pasteur
L'internat de Paris – Janvier 1998 – p. 28/32

35. NADAUD M.
Mémoires de Léonard, ancien garçon maçon
Bourganeuf 1895

36. NOUAILLAC J.
Le Limousin et la Marche
Lemouzi – N° 146 – Tulle 1998

37. PARIENTE L.
La vie et l'œuvre de Cloquet
Édit. Paris 1998

38. PELLETAN G.
Notes pour servir de complément et de rectification à la notice de monsieur le professeur MALGAINE sur Dupuytren
Le moniteur des hôpitaux de Paris – Tome IV – 26 Février 1856

39. PERPILLOU M. – BALLOT M.M. – GAUTHIER S. – BETZE A.
Géographie du Limousin et de la Marche
Visage du Limousin-Marche
Horizon de France – Strasbourg 1966 – p. 12

40. Rapport général sur les travaux du conseil d'hygiène publique et de salubrité de la Seine
1867-1871 – p. 11/13

41. RICHET G.
Les argonautes – médecins américains à Paris 1820-1870
L'internat de Paris 2000 – Tome I – p. 36/37

42. ROCHARD J.
Histoire de la chirurgie française au XIXe siècle
Bayer – Édit. Paris 1875

43. ROUGON J.C.
Les archives de la société de médecine de Paris de l'an IV (1796 à nos jours) : aperçu historique.

45. SACHAELE de la BARN
Les médecins de Paris jugés par leurs œuvres.
Édit Paris 1845

46. SEGUIN Ph.
Louis Napoléon le grand
Grasset – Édit 1990

47. VERON L.
Mémoires d'un bourgeois de Paris
Édit. paris 1856

48. Vicomte de SEILHAC
Histoire politique du département de la Corrèze sour le Directoire, le Consulat, l'Empire et la Restauration Tulle 1886

# Remerciements

J'exprime mes vifs remerciements à toutes celles et à tous ceux qui m'ont aidé dans la recherche des faits authentiques pour la réalisation de cette monographie :

*Mesdames Françoise de Sainte Marie et Laurence Camous, conservateur général de l'Académie nationale de médecine*

*Le personnel de la Bibliothèque de l'Académie nationale de médecine*

*Docteur J-J Ferrandis, conservateur, et ses collaborateurs du musée du Service de santé des armées du Val de Grâce*

*Madame Véronique Clin Mayer, conservateur du musée d'histoire de la médecine*

*Professeurs J. Barbier et Y. Chapuis, présidents de l'Académie nationale de chirurgie*

*Professeur J. Poilleux, secrétaire général de l'Académie nationale de chirurgie*

*Madame C. Poupelard, secrétaire de l'Académie nationale de chirurgie*

*Madame Nicole Léger, secrétaire du centre de cancérologie Chénieux de Limoges*

*Monsieur M. Fayemendi, mairie de Limoges*

*Docteur Decaie, maire de Lubersac (19)*

*Docteur J-P Dupont, président du Conseil général de la Corrèze*

*Docteur A. Chamaud, maire de Pierre-Buffière (84260)*

*Madame Sophie Dessus, maire d'Uzerche (19)*

*Monsieur Jean Chatenet, maire du Masseret (19)*

*Monsieur Yves Léonard, président du comité d'initiative d'Uzerche*

*Professeur Guy Viollet, 15 rue d'Assas, 75006 Paris*

Achevé d'imprimer sur rotative numérique par Book It !
dans les ateliers de l'Imprimerie Nouvelle Firmin Didot
Le Mesnil-sur-l'Estrée

N° d'impression : 68377
Dépôt légal : Juin 2004

*Imprimé en France*